Leon de Winter

Stadt der Hunde

ROMAN

Aus dem Niederländischen von
Stefanie Schäfer

Diogenes

Titel der 2023 bei Hollands Diep,
Amsterdam, erschienenen Originalausgabe:
›Stad van de honden‹
Covermotiv: Illustration von Overamstel Uitgevers

Druck & Bindung: CPI books GmbH, Leck

Die Übersetzung dieses Buches wurde von der
Niederländischen Stiftung für Literatur gefördert

Nederlands letterenfonds
dutch foundation
for literature

Die Übersetzerin dankt der Kunststiftung NRW
für die Unterstützung

Kunststiftung
NRW

Der Diogenes Verlag wird vom Bundesamt für Kultur
für die Jahre 2021–2025 unterstützt

info@diogenes.ch · www.diogenes.ch
200/24/852/1
ISBN 978 3 257 07281 5

Für Jess,
Moos und Moon

ERSTER TEIL

1

Als der israelische Botschafter sie benachrichtigte, war bereits ein Tag vergangen. Genau genommen waren sogar schon zwei Tage verstrichen. Am ersten hatte seine Tochter noch nicht als vermisst gegolten, und niemand hatte Alarm geschlagen.

Am Morgen des zweiten Tages wurden Himmel und Hölle in Bewegung gesetzt. Rettungsdienste, Spürhunde und ein Hubschrauber durchkämmten die Negev-Wüste, wie er später erfuhr. Am Ende dieses Tages erhielt Jaap den Anruf der israelischen Botschaft. Im Lauf des Abends folgten weitere Telefonate mit genaueren Informationen. Die Botschaft organisierte Flugtickets. Am dritten Tag saßen Jaap und Nicole in der Business Class einer El-Al-Maschine nach Tel Aviv. Obwohl die breiten Armlehnen sie trennten, waren sich Jaap und Nicole für kurze Zeit näher als in den letzten Jahren ihrer verkümmerten Ehe. Sie schliefen schon seit geraumer Zeit in getrennten Schlafzimmern.

Nicole hatte auf seiner Station gearbeitet; sie war eine der attraktivsten Frauen dort gewesen, und Jaap schlief mit ihr, wie er es auch mit anderen Krankenschwestern tat. Als sie ihm eröffnete, dass sie von ihm schwanger war, war Jaap achtunddreißig, Nicole achtundzwanzig.

Zuerst war er sauer, weil sie die Pille vergessen hatte; dann vermutete er, dass sie es absichtlich getan hatte, denn er war der Hauptgewinn der Abteilung: ledig, schlank, Verführerblick, wenn er es darauf anlegte, und Geld wie Heu. Vielleicht, dachte er dann aber irgendwann, war es an der Zeit, Vater zu werden, und er sollte dies wie ein Naturgesetz akzeptieren, auch wenn er Nicole nie als Lebenspartnerin in Betracht gezogen hatte und es andere Krankenschwestern gab, die er für geeigneter gehalten hätte. In puncto Abtreibung dachte er konservativ, was Nicole wusste, und daher ließ ihm die Schwangerschaft keine Wahl.

Jaap kaufte für teures Geld eine Bruchbude an der Vecht und ließ sie abreißen. Auf dem Grundstück errichtete er eine Villa im Stil der Landhäuser des achtzehnten Jahrhunderts, aber zeitgemäß, mit einer modernen Küche und hinter dem Wohnzimmer, in dem sie nie saßen, einem kleinen Kino. Er hatte alles selbst entworfen. Lea war anderthalb, als sie einzogen.

Wie konnte man Jaap am besten beschreiben? In seinen besten Jahren hatte er Al Pacino geähnelt, nur in einer hochgewachseneren Version. So attraktiv war er. Diesen Macho-Look hatte er seit seiner Jugend, aber dem Zahn der Zeit hielt er nicht stand. Je älter Jaap wurde, desto mehr schwebte Al von ihm weg. Nach dem Verschwinden seiner Tochter war nichts mehr von ihm übrig. Pacino und Glatze vertragen sich nicht.

Und Nicole? Wollte man sie mit einer Berühmtheit vergleichen, dann hätte man ihr im besten Licht, in den besten Tagen ihrer besten Jahre, also vor ihrer Heirat mit Jaap, eine gewisse Ähnlichkeit mit der Sängerin Blondie bescheinigen können – breite Wangenknochen, blondes Haar, grüne Augen, die gleiche sinnliche Ausstrahlung. Doch die musste sich Nicole hart erarbeiten. Bevor sie das erste Mal mit Jaap ins Bett ging, hatte sie monatelang im Fitnessstudio geschwitzt und mit verschiedenen Schminktechniken, Frisuren und Kleidungsstilen an dem »Typ« gearbeitet, auf den er stand. »Der gehört mir«, hatte sie befreundete Kolleginnen wissen lassen.

Hatten Jaap und Nicole wirklich Ähnlichkeit mit diesen Promis? Auf der Station glaubte man es, und Nicole fühlte sich geschmeichelt.

»Alle finden, dass du wie Al Pacino aussiehst«, hatte sie in der Zeit ihrer Schwangerschaft einmal bemerkt.

»Dieser hässliche Typ?«, hatte er geantwortet.

»Und ich, sehe ich immer noch aus wie Blondie?«, hatte Nicole gefragt.

»Niemand sieht so aus wie du«, hatte er geantwortet.

Nicole hatte nicht daran gezweifelt, dass er das im positiven Sinne gemeint hatte. Und sie hatte recht. Doch das sollte sich ändern.

Nach Leas Verschwinden – darüber später mehr – musste sich Jaap damit behelfen, unbekannte Menschen mit den Namen von Filmstars zu etikettieren; Jaap brauchte das als Gedächtnisstütze, um Gesichter und Namen behalten zu können. Er hatte ein absurd gutes Gedächtnis für fast alles, aber seit Lea fort war, konnte er sich Gesichter in Verbindung mit Namen nicht mehr einprägen. Der Vergleich mit Hollywoodstars half ihm. Er war ein großer Kinofan, und an Filmgesichter konnte er sich stets einwandfrei erinnern. Er ließ bei sich im Krankenhaus Hirnscans anfertigen, aber sie blieben ohne Befund: kein Alzheimer, kein Parkinson. Die Unfähigkeit, sich Namen und Gesichter zu merken, musste auf einer neurologischen Störung beruhen. Der medizinische Fachausdruck lautete Prosopagnosie. Er fand sich damit ab.

2

Mit der Zeit begann Nicole, Jaap auf die Nerven zu gehen. Die tragische Erkenntnis kam ihm eines Abends bei einer Dinnerparty mit einem befreundeten Paar, der Mann war ein Kollege von ihm an der Amsterdamer Universitätsklinik AMC. Es war ihre schrille Stimme, die in nichts an Blondie erinnerte und in der ein Tremolo lag, das er schon lange verabscheute, eigentlich von Anfang an; er hörte Ängstlichkeit, Unsicherheit, Unterwürfigkeit heraus, und er wusste, dass seine Gereiztheit nicht nachlassen würde.

Als sie sich noch nicht lange kannten und der Sex okay war, empfand er diese Stimme als erregend, weil Nicole dadurch den Eindruck erweckte, dass sie es genoss, wenn er sie mit Lust überfiel. Wenn kein Sex im Spiel war, ertrug er diese Stimme nicht.

Von diesem Abend an sah er in erster Linie ihre Schwächen, zumindest das, was er als Schwächen wahrnahm, und begann, sie zu verachten, obwohl er sich deswegen schuldig fühlte. Nicole war die Mutter seiner Tochter. Er sollte sie respektieren, sie lieben.

Solange sie nicht sprach und er ihre hysterisch hohe Stimme nicht hörte, war alles in Ordnung. Er nahm an, dass sie nicht wusste, dass er sie manchmal verabscheute. Dann wiederum wurde er von Mitleid überwältigt und kaufte ihr einen Ring oder eine Uhr, kostspieliges Zeug, das sie schätzte und mit dem sie vor Freundinnen und Bekannten angeben konnte. Er schob das Unvermeidliche vor sich her. Aber wie lange würde er es mit ihr aushalten?

Damals war eine Abtreibung für ihn nicht infrage gekommen. Er rettete Leben und brachte keinen Tod. Und das Leben begann für ihn mit der Empfängnis. Eine andere Denkweise war ihm nicht möglich. Später bedauerte er seine Geradlinigkeit; eine Abtreibung hätte diese Ehe verhindern können. Aber dann hätte es Lea nie gegeben. Ein Kind aus einer Ehe, die ein Fehler gewesen war.

Nicole war weder dumm noch unsensibel. Sie traute sich kaum, in seiner Gegenwart mehr als ein paar Worte zu sagen, egal zu welchem Thema. Sie fürchtete seine Wutausbrüche, bei denen er sie mit einem einzigen Wort demütigen konnte, besonders in Gesellschaft anderer. Jaap vermutete, dass Nicole wusste, dass er das manchmal absichtlich tat. Und ihm war klar, dass Nicole wusste, dass auch Lea das merkte. Er konnte nicht ausschließen, dass seine Gereiztheit Nicole in ein ängstliches, unsicheres Wesen verwandelt hatte, obwohl sie versuchte, ihre Unsicherheit zu verbergen. Oder war sie schon immer so gewesen, und es war ihm nicht aufgefallen, als sie sich kennengelernt hatten?

Lea wuchs zu einem stillen Teenager mit nervösem Blick heran, der Jaap an ihre Mutter erinnerte, und vermutlich erkannte seine Tochter die Abneigung, die er dabei empfand.

Er schämte sich, dass er so über Lea dachte: O nein, hoffentlich wird sie nicht so wie ihre Mutter! Vielleicht war er einfach ein Mistkerl und Flegel und hätte unverheiratet bleiben sollen. Es war nicht gut, nicht richtig, und er machte sich Vorwürfe, wenn er allein war, etwa im Auto auf dem Weg zum AMC, wohin er fuhr, um Menschen zu retten und wo er den Status eines Halbgottes innehatte. Und dann kamen diese Anrufe von der israelischen Botschaft.

3

Lea wollte zum Judentum konvertieren. Jaap war Jude, Nicole nicht. Jaap war das Kind von Eltern, die den Krieg im Versteck überlebt hatten, und nach der Befreiung – eine kuriose Bezeichnung für diejenigen, deren Familien ausgelöscht worden waren, sie hatten nie eine Befreiung erlebt – waren sie zwar traumatisiert, aber den alten Traditionen treu geblieben. Seit seinem siebten Lebensjahr hatte Jaap Hebräisch lernen müssen, und mit dreizehn Jahren hatte er seine Bar Mitzwa gefeiert, aber nach dem frühen Tod seines Vaters hatte er nie wieder einen Fuß in eine Synagoge gesetzt.

Ein paarmal hatte er Israel besucht. Er empfand weder Zu- noch Abneigung zu dem Land und dem, was die Juden dort machten. Auf Geschäftsreise hatte er dort auf Einladung von Kollegen, die sein Fachwissen bei schwierigen Operationen gut gebrauchen konnten, ausgefüllte und entspannte Tage verbracht. Bei jedem Besuch hatte er mit Barbara geschlafen (später, viel später, dachte er: Auch wenn er bei ihr keine Eselsbrücke brauchte, sie sah aus wie Penélope Cruz), einer schönen, jungen Neurochirurgin argentinischer Abstammung, die an seine Zimmertür im Sheraton in Tel Aviv geklopft hatte, weil sie, nachdem sie einen Nachmittag neben ihm in einem Konferenzraum gesessen hatte, nun Sex mit ihm wollte. Bei der Konferenz hatten sich ihre Arme absichtlich-unabsichtlich berührt, dann ihre Finger, und die Blicke, die sie austauschten, brachten ihn auf Gedanken, die er nicht hätte haben dürfen. Seine Ehe war zerrüttet, aber er war treu. Für ihn zählte ein gegebenes Wort. Aber sie war unwiderstehlich schön, und sie küsste ihn, noch bevor die Zimmertür ins Schloss gefallen war.

Später, als es kein Thema mehr war, bedauerte Jaap, dass er sich nicht sofort von Nicole getrennt hatte und nach Tel Aviv zurückgekehrt war, um Barbara aus der beschissenen Ehe mit ihrem manisch-depressiven Mann zu befreien – ein heldenhaftes Unterfangen. Er hatte die Möglichkeit vor Augen und hätte etwas daraus machen können, aber er hatte nichts unternommen. Der Sex mit ihr war der beste, den er je erlebt hatte, was dramatisch klang, aber der Wahrheit entsprach. Bei jedem Besuch verbrachten sie eine oder mehrere Nächte zusammen im Sheraton am Strand von Tel Aviv. Mit ihr fühlte er sich frei, alterslos und sogar fröhlich. Er hielt die Affäre vor Nicole geheim, und Barbara beschwor ihn, ihr Mann dürfe nichts erfahren.

Zehn Jahre nach Leas Geburt lebte er mit der Gewissheit, dass er eine katastrophale Ehe aufrechterhielt. Er hätte ein Leben mit Barbara führen können, aber er musste sich eingestehen, dass die Arbeit für ihn im Mittelpunkt stand – er war einer der besten Neurochirurgen der Welt –, und er ließ die Jahre verstreichen. Nach Leas Verschwinden verwandelte er sich in eine glatzköpfige, geschrumpfte Version von Al Pacino und konnte sich nicht vorstellen, dass Barbara für ihn die Hüllen fallen lassen würde.

Jaap schämte sich für das, was er im Lauf der Jahre verloren hatte: das Haar, die Jugend, die Neugier. Regelmäßig dachte er an Barbara, und er fragte sich, ob sie auch an ihn dachte, befürchtete aber, dass sie es nicht tat.

Nicole, die aus einer katholischen Familie stammte, war genauso wenig gläubig wie er. Rätselhaft, wie es manchmal so geht: Mit dreizehn begann ihre stille Tochter, sich mit den Traditionen ihrer jüdischen Großeltern zu beschäftigen, die Jaap nichts bedeuteten. Lea las die Bücher Mose, vertiefte sich in die alte Geschichte und den Holocaust und meldete sich bei der Liberalen Jüdischen Gemeinde in Amsterdam, wo sie in eine Gruppe junger Mädchen aufgenommen wurde, die als jüdisch anerkannt werden wollten. Sie alle hatten einen jüdischen Vater und waren damit sogenannte Vaterjuden, was für die Rabbiner aus irgendeinem Grund keine Bedeutung zu haben schien; sie stellten nur dann eine Bescheinigung über das Jüdischsein aus, wenn die Mutter Jüdin war. Lea aber wollte diese Bescheinigung unbedingt.

Sie hatte sich vorgenommen, nach ihrem Schulabschluss eine sogenannte Birthright-Reise nach Israel zu unternehmen, eine kostenlose Fahrt, durchgeführt von einer israelischen Organisation für junge Juden, Vaterjuden und Großvaterjuden, die auf der Suche nach ihren Wurzeln waren.

Lea schaffte ihren Abschluss und machte sich auf den Weg. Dieser Drang seiner Tochter hatte Jaap befremdet, aber irgendwann hatte er sich damit abgefunden. Nach der Rundreise wolle sie noch ein bisschen länger in Israel bleiben, hatte sie ihrer Mutter erzählt. Nicole beriet sich mit Jaap, und er war einverstanden.

Zusammen mit einem jungen Amerikaner verschwand sie, löste sich in einer kalten Wüstennacht quasi in Luft auf. Lea war achtzehn, Joshua Pollock zwanzig.

Jaap selbst hatte diesen Vergleich nie angestellt, aber Folgendes lässt sich festhalten: Lea hatte Ähnlichkeit mit einer sehr jungen Gal Gadot. Und Joshua könnte man mit Bradley Cooper in seiner jugendlichen, gut aussehenden Version von 1995 vergleichen, als er noch Englisch und Französisch studierte. Schöne junge Menschen.

4

Im AMC übernahm Jaaps Team die Operationen, die er hätte durchführen sollen, und nach der Ankunft in Israel wurden er und Nicole in einem Polizeifahrzeug zu dem Ort in der Negev-Wüste gebracht, an dem Leas und Joshuas Sachen gefunden worden waren.

Die jungen Leute hatten in einem B&B übernachtet und sich mit dem Fahrrad auf den Weg in den riesigen Krater südlich der Kleinstadt Mitzpe Ramon gemacht, eine Tour von über einer Stunde. Sie wollten zu den Ruinen der Saharonim-Festung, die vor Tausenden von Jahren neben der einzigen Wasserstelle in der ganzen Region, den gleichnamigen Quellen, erbaut worden war und an der Gewürzroute von der südlichen arabischen Halbinsel zu den Mittelmeerhäfen lag.

Der Ramon-Krater war ein riesiges Loch in der Sand- und Steinwüste am Fuße steiler Canyonwände mit einer Tiefe von über vierhundert Metern, einer Länge von vierzig Kilometern und einer Breite von neun Kilometern. In einigen Reiseführern stand, dass der Monsterkrater die Form eines Herzens besitze – hatte das Lea und Joshua dazu verführt, einen Abstieg in den vierzig Kilometer langen Krater zu wagen? Ihre Kleidung, Bücher und Toilettenartikel waren im B&B zurückgeblieben.

In jener Nacht hatte Joshua einen leichten Kunststoffrucksack mit dem Buch *The Hebrew Goddess* des Anthropologen Raphael Patai, vier Flaschen Wasser und ein paar Äpfeln und Bananen dabei. Dieser Rucksack und ihre Handys waren an jenem zweiten hektischen Tag gefunden worden. Die Mietfahrräder waren nie wieder aufgetaucht. Lea und Joshua hatten Fotos voneinander gemacht, jung, glücklich und unbeschwert.

Ein Video, das Lea aufgenommen hatte, wurde von den fähigsten Köpfen der israelischen Armee ausgewertet.

Im hellen und zugleich geisterhaften Licht des Handys lächelt Joshua sie an.

»Ist das wirklich wahr?«, hört man Lea sagen.

Joshua nickt.

»Und das ist hier irgendwo?«

»Ja.«

»Aber?«, fragt sie.

»Du darfst nichts bei dir haben, auch keine Kleidung. Total …«

»Nackt«, sagt Lea, »aber es ist kalt.«

»So sind die Spielregeln.«

5

Einen Tag nach ihnen trafen Joshuas Eltern aus San Diego ein. Ebenso wie Nicole und Jaap waren sie übermüdet und gleichzeitig vollgepumpt mit Adrenalin und überzeugt davon, dass sie so etwas nicht verdient hatten. Im Nu verbrüderten sich die beiden Ehepaare und teilten ihre Sorge, Hoffnung, Wut und Angst. Samuel Pollock, ein stämmiger, gedrungener Mann mit dichtem weißen Haar, war mit Business-Software reich geworden. Joyce Pollock war spindeldürr und trug extrem kostspielige Designerkleidung (Nicole musste Jaap darauf hinweisen, er hatte keinen Blick dafür). Materiell gesehen hatten die Pollocks alles: ein Ehepaar, das bei ihnen wohnte und den Haushalt und das Kochen übernahm, vier Autos, ein Haus am Lake Tahoe und einen Privatjet, den sie sich mit sechs anderen wohlhabenden Familien teilten. Seit dem Anruf des israelischen Konsuls in Los Angeles war ihnen jedoch bewusst geworden, dass alles, was sie hatten, ohne Joshua keinen Pfifferling wert war.

In Jaaps Vorstellung glich Sam dem wunderbaren Schauspieler Rod Steiger, der bereits in Vergessenheit geraten war, aber einst neben Marlon Brando im Hollywoodklassiker

Die Faust im Nacken mitgespielt hatte. Sam ähnelte dem übergewichtigen Steiger in den späteren Phasen seines Lebens, als er keine Hauptrollen mehr bekam. Joyce war eine noch dünnere Version der ewig dünnen Nicole Kidman und einen halben Kopf größer als Sam.

In ihrem Hotelzimmer sahen sie sich die dreißig Sekunden an, die Lea mit ihrem iPhone aufgezeichnet hatte. Die Pollocks entschuldigten sich für Joshuas Verhalten, als wäre er die Ursache für das Verschwinden der beiden. Zwei Nächte hatten die Kinder – *the kids* – in einem Zimmer geschlafen, was den Pollocks peinlich war. Leas angebrochener Pillenblister lag noch herum.

Lea hatte ihrer Mutter weisgemacht, sie würde mit ein paar Freundinnen herumreisen, was sich jetzt als Lüge entpuppte. Wohl hatte sie Nicole anvertraut, dass im Kibbuz im Norden ein netter Amerikaner wohne, ebenfalls ein Birthright-Suchender, der eine jüdische Mutter hatte, und dass sie alles dafür tun würde, ebenfalls Jüdin zu werden.

Zunächst glaubte man an eine Entführung. Es machte Schlagzeilen in Israel: das Verschwinden der Tochter von Professor Jaap Hollander, dem Hirnchirurgen, der auch in Tel Aviv und Haifa für seine »fast telepathischen Fähigkeiten« bei den schwierigsten Hirnoperationen geschätzt wurde, wie Professor Barbara Ben Zion, die ihn persönlich kannte, in *The Jerusalem Post* verlauten ließ.

Jaap und Barbara trafen sich für ein paar Stunden in Tel Aviv, aber ihre Begegnung wurde von den Umständen überschattet, und sie gingen nicht miteinander ins Bett. Damals hatte Jaap übrigens noch Haare auf dem Kopf.

6

Nach zwei Wochen in Mitzpe Ramon musste Jaap wegen einer Operation, die er persönlich durchführen wollte, nach Amsterdam zurückkehren. Auch Sam Pollock musste aus geschäftlichen Gründen nach Hause.

Hätte ein anderer Chirurg die Operation übernehmen können? Vielleicht. Aber es war ein kniffliger Fall: ein Blutgefäßgeflecht tief im Gehirn, das ohne Eingriff zu Lähmungen und kognitiven Störungen hätte führen können. Die Patientin war Mutter von drei Kindern. Es war befreiend, für eine Weile wieder im AMC zu sein und nicht in Nicoles Augen schauen oder ihre Stimme ertragen zu müssen. Die Operation – zwölf Stunden absolute Konzentration, keine Vergangenheit, nur die Gegenwart – verlief erfolgreich.

Im Nachhinein betrachtet markierte dieser kurze Aufenthalt in den Niederlanden den Schlusspunkt ihrer Ehe. Allein in Mitzpe Ramon wurde Nicole noch hysterischer, als sie ohnehin schon war. Sie stritt sich kreischend mit Joyce, die ihr vorwarf (wie antiquiert konnte man sein?), dass sie Lea erlaubt habe, Sex zu haben. Lea habe Josh verführt, und es sei daher ihre Schuld, dass ihr Sohn verschwunden und, wer weiß, verunglückt oder von arabischen Banditen getötet worden sei.

Als Jaap nach drei Tagen zurückkam, hatte Nicole eine große Menge Beruhigungstabletten geschluckt, aber nicht genug, um ihn nicht zu beschimpfen, dass er sie mit dieser verrückten amerikanischen Schlampe allein gelassen habe und sie genauso vernachlässige wie seine Tochter. Drei Jahre später würden sie die Scheidungspapiere unterschreiben.

In diesem fieberhaften ersten Jahr nach Leas Verschwinden reduzierte Jaap seine Arbeit auf das Nötigste und flog, so oft es ging, nach Tel Aviv, wo er von einem Mitarbeiter der niederländischen Botschaft und jemandem von einer israelischen Regierungsbehörde abgeholt, über eine VIP-Route durch die Flughafengebäude gelotst und zu einem Polizei-Kleinbus gebracht wurde, der ihn in die Wüste fuhr. Er sprach noch ein paarmal mit Barbara, aber nur am Telefon, mehr nicht. Auch Sam Pollock flog regelmäßig nach Israel.

Später, nach diesem ersten Jahr, als die Israelis ihm eröffnet hatten, dass das Rätsel nicht gelöst werden könne, heuerten er und Sam Guides an, die sie durch den Krater führten, bis die Pollocks die Reise emotional nicht mehr verkraften konnten. Sie hätten sich mit Joshuas Tod abgefunden, teilte ihm Sam zu Beginn des dritten Jahres mit gebrochener Stimme über Skype mit.

Jaap besuchte den Beduinen, der vom Shin Bet, dem israelischen Sicherheitsdienst, für ein paar Tage festgehalten worden war, aber der Mann war unschuldig. Jeder, der vom israelischen Sicherheitsdienst verhört und dann wieder freigelassen wird, ist wirklich unschuldig; ein Geheimnis vor dem Shin Bet zu verbergen, ist unmöglich.

Im ersten Jahr begleitete Nicole ihn jedes Mal, aber sie verließ das Hotel nicht. Im zweiten Jahr blieb sie zu Hause in Weesp, wanderte durch die verlassenen Zimmer und begann zu trauern, weil sie überzeugt war, dass Lea nicht mehr lebte. Im dritten Jahr fing sie ein Jurastudium an, um auf Distanz zu Jaap zu gehen und etwas Selbstachtung zurückzugewinnen. Am Ende dieses Jahres verließ sie ihn.

Nachdem sie den letzten Umzugskarton nach draußen gestellt hatte, drehte sie sich zu ihm um und ließ ihren Blick über die Fassade der Villa schweifen: »Weißt du, im Grunde konnte ich dieses Haus nie leiden. Es ist genauso wenig menschenfreundlich wie du. Ein großer, bedrückender, dunkler blöder Kasten.«

7

Jaap weigerte sich zu akzeptieren, dass Lea tot war. Er reiste nicht mehr so häufig in die Wüste, aber noch immer relativ regelmäßig. Jedes Jahr verbrachte er um das Datum von Leas Verschwinden herum drei, vier Wochen in Mitzpe Ramon, wo es nichts gab als staubige, kahle Straßen, gesäumt von drei- bis vierstöckigen Wohnhäusern, ein paar verzweifelte Bäume, Hotels und Restaurants.

Diejenigen, die schon zur Zeit von Leas und Joshuas Verschwinden dort gelebt hatten, wussten, wer er war und was er dort machte. Immer wieder wurde er in einem Geschäft oder auf der Straße angesprochen und gefragt, ob er zum Essen oder zum Gottesdienst in die Synagoge kommen wolle. Er ging nie darauf ein, und mit der Zeit wurde er nicht mehr eingeladen.

Er wohnte im einzigen Fünf-Sterne-Hotel in dieser gottverlassenen Einöde, dem Beresheet Hotel, einem Luxus- und Komfortkomplex für amerikanische Juden, die nicht auf ihre Dollars achten mussten und gerne mit Blick auf den höllischen Krater erwachen wollten. Bei seiner Abreise buchte er im Voraus für das nächste Jahr und erhielt als Stammgast einen Sonderpreis. Es war ihm egal. Er verdiente einen Haufen Geld, und ihm blieb auch nach Abzug des Unterhalts für Nicole noch genug, um sich teure Hobbys leisten zu können. Die er aber nicht hatte. Von den vierzehn Zimmern seines neoklassizistischen Hauses an der Vecht in der Nähe von Weesp nutzte er ein Schlafzimmer und die geräumige Küche, in der er im Grunde alle Stunden verbrachte, die er zu Hause war, auch dann, wenn er zur Vorbereitung auf die Operationen, die er durchführen musste, Akten studierte. Er fuhr einen alten, aber gut erhaltenen Volvo und arbeitete und arbeitete.

Dachte er oft an Lea?

Nein, er konnte es nicht. Es war sinnlos. Und auch wenn er in Mitzpe Ramon war, dachte er nicht an sie. Jaap lebte mit Möglichkeiten, Optionen, Theorien, Szenarien, und darin spielte Lea natürlich eine Rolle, aber er weigerte sich, sich in Melancholie oder Nostalgie oder etwas Ähnlichem zu verlieren. Ohne Beweise oder Anhaltspunkte konnte er sich nicht mit etwas abfinden, das unvollendet war. Denn es war unvollendet.

Lea war nach Israel gegangen und noch nicht wieder nach Hause gekommen. Das war's. Das war alles. Deshalb musste er in diesem stillen Haus bleiben und alles so in Ordnung halten, wie es war, einschließlich ihres Zimmers, das aussah, als könnte sie jeden Moment hereinspazieren.

Was wäre aus ihm geworden, wenn er kein Hirnchirurg gewesen wäre, wenn er nicht ein Mann gewesen wäre, der sich ganz auf seine Arbeit konzentrieren und seine Gefühle wegsperren konnte? Er holte das Letzte aus sich und seiner Station heraus. Er wusste, dass einige Mitarbeitende wegen seiner »Schreckensherrschaft« in ein anderes Krankenhaus geflohen waren. Aber wer nicht stets nach Perfektion strebte, konnte seinetwegen gerne gehen. Auch das Verschwinden von Lea hatte ihn nicht aus der Bahn geworfen. Es war nur eine Frage der Zeit, bis sie zur Küche hereinkam. Bald würde sie achtundzwanzig werden.

Im Jahr zuvor, ein paar Tage vor dem neunten Jahrestag von Leas und Joshuas Verschwinden, erhielt er eine WhatsApp mit der Frage, ob man ihn anrufen dürfe. Es war ein Verwandter der Pollocks. Joyce war gestorben, am selben Tag wie ihr Mann Samuel. Jaap fragte nicht nach den Umständen; es war offensichtlich. Er sagte, es tue ihm leid, das zu hören. Gleichzeitig dachte er aber auch: feige. Sie würden in Mitzpe Ramon begraben werden, sagte der Verwandte. Wenn Jaap dort war, besuchte er ihr Grab und legte Kieselsteine darauf. Okay, sie waren feige gewesen, aber dennoch war es auch traurig.

Zur gleichen Zeit, also neun Jahre nach dem Verschwinden, musste Jaap aufhören zu arbeiten. Er war gezwungen, in den Ruhestand zu gehen, als wäre sein Wissen mit dem Erreichen des gesetzlichen Rentenalters plötzlich verschwunden. Es gab keine Teambesprechungen mehr, keine Gespräche mit Patienten, kein Fußballgeplänkel an der Kaffeemaschine, kein Flirten mehr mit den hübschen, jungen Krankenschwestern, die ihm vorgaukelten, er sei immer noch ein attraktiver Mann, was sie nur taten, um sich bei ihm beliebt zu machen, schließlich war er der tyrannische Oberarzt der Station.

Im Jahr von Leas Verschwinden hatte der Haarausfall eingesetzt. Jaap war immer noch schlank, hatte elegante Hände wie ein Pianist, was ein treffender Vergleich war; er fühlte sich mit Künstlern verwandt. Nach Leas Verschwinden war er ein kahler Schatten seiner selbst geworden. Er war ein Künstler, der Schädel öffnen konnte und dort Möglichkeiten sah, wie es höchstens sechs, sieben andere Kollegen auf der Welt vermochten. Vielleicht hatte aber auch niemand sonst diese Gabe.

Das niederländische Gesetz zog einen Schlussstrich. Seine Lehrtätigkeit an der Universität hatte er schon früher aufgegeben. Das Einzige, was er behalten hatte, war sein Professorentitel. Professor Jaap Hollander.

Als Jaap diesen ehrenvollen Titel erhielt, war sein Vater Simon schon seit Jahren tot. Als Kind hatte Jaap ihn oft begleitet, wenn er den Heizölvorrat in den eingegrabenen Erdheizöltanks in Haarlem und Umgebung mit dem dicken, schweren, schwarzen Schlauch auffüllte. *Oliejood,* »Öljude«, oder *oliejoodje* wurde er genannt.

Wie waren sie stolz, Jaap und seine Mutter, als Simon am Leidsevaart eine Tankstelle eröffnen konnte, mit einem Vertrag mit Fina, dem Verbrauchernamen des belgischen Ölkonzerns Petrofina, der später in Total aufgehen sollte. Jaaps Mutter Sara betrieb die Tankstelle, während Simon weiterhin Heizöl lieferte. Sie hatten es geschafft; die frühere Armut der Hollanders verblasste zu einer Erinnerung.

Auf einer der Runden mit dem Bedford-Transporter, als Jaap gerade sein Abitur machte – er schrieb an diesem Tag seine Matheklausur –, erlitt Simon eine Hirnblutung und fuhr mit dem Tankwagen gegen einen Baum am Straßenrand. Jaap war überzeugt, dass die Klausur gut gelaufen war, als er nach Hause kam und dort großer Tumult und Trauer herrschten. Später dachte er, dass er Glück gehabt hatte, gerade mitten in den Prüfungen zu stecken, sie hatten ihn abgelenkt und so gerettet.

Seine Mutter verkaufte das Heizölgeschäft und behielt die Tankstelle. Vier Jahre später eröffnete sie eine zweite. Sie war bei Leas Geburt dabei und auch bei seiner Antrittsvorlesung an der Universität. Damals war er dreiundvierzig. Wenige Monate danach starb sie im Alter von dreiundsiebzig Jahren.

Jaap hatte nicht aus Liebe zum Arztberuf Medizin studiert. Er wäre lieber Bauingenieur geworden, hatte sich aber für das Medizinstudium entschieden, weil sich seine Eltern, als sich seine Wissbegier zeigte, keinen respektableren Menschen als einen Arzt vorstellen konnten. »Du wirst doch Arzt, nicht wahr, Jaap?«, hatte sein Vater mehr als einmal gesagt. Nach der Antrittsvorlesung erinnerte seine Mutter Jaap erneut daran, aber das war nicht nötig. Jaap war der Sohn, der es einmal zu etwas bringen sollte, und das tat er mit Hingabe. Er spezialisierte sich auf Neurologie, Chirurgie und schließlich auf Neurochirurgie. Als er damit anfing, ahnte er nicht, dass er dafür geboren war. Er entpuppte sich als Naturtalent, das sich voll und ganz auf die Arbeit konzentrierte und zu einer Maschine mit zielgerichtet eingesetztem Fachwissen wurde. Er ahnte es nicht, aber der

Beruf verlangte nach ihm, rief nach ihm, sofern so etwas möglich war.

8

Während des vergangenen Jahres hatte sich Jaap als frischgebackener Rentner in die Renovierung seines riesigen Hauses gestürzt. Er hatte sein Archiv geordnet, die Holzvertäfelung und die Holzböden im Keller und im Erdgeschoss abgeschliffen und lackiert, hier und da eine Wand trockengelegt und neu verputzt, und jetzt war er in den beiden oberen Stockwerken angekommen. Das oberste war im Grunde nie benutzt worden, auch nicht, als Nicole und Lea noch da waren. Achthundert Quadratmeter für eine Person.

Jaap konnte zimmern, streichen, verputzen, Rohre verlegen. Er übersah nichts, und seine Hände taten genau das, was er sich vorstellte. Er hätte auf dem Bau arbeiten können, aber vermutlich gab es auch dort Altersgrenzen. Leas Zimmer betrat er nicht, auch wenn er sich manchmal beim Anblick der Mesusa, die sie an ihrem Türrahmen befestigt hatte, danach sehnte.

Ab und zu sprach er mit Nicole. Sie war Vertragsanwältin und arbeitete in einer Kanzlei im Amsterdamer Viertel Zuidas, und sie hatte einen Verehrer. Er konnte ihre Stimme immer noch nicht ertragen, obwohl sie ihm inzwischen wesentlich weniger auf die Nerven ging. Sie kam nie vorbei. Er traf sich mit anderen Ärzten und Spezialisten, die er als »meine Freunde« bezeichnete, obwohl er damit den Begriff

»Freundschaft« erheblich strapazierte; er hatte keinen einzigen echten Freund.

Und das war auch gut so.

Regelmäßig erhielt er Besuch von Geertje, der Witwe seines ehemaligen Steuerberaters. Schon als ihr Mann noch lebte, hatte er ein Auge auf sie geworfen, wenn er in ihre Kanzlei in Bussum kam, um seine Abrechnungen und Quittungen abzugeben. Sie hatte drei Ehemänner verschlissen, und mit ihm konnte sie vertrauensvollen Sex ohne Risiko haben. Geertje – man denke an Claire Danes mit zwanzig Kilo Übergewicht – war eine nette Frau, etwas breit in den Hüften, mit gut gefüllten Brüsten und einem üppigen Hintern, eine echte Präsenz im Bett, aber durfte er sich vielleicht beschweren? Er war ein drahtiger, kahlköpfiger Mann von siebenundsechzig Jahren, der früher von Weitem irgendwie Al Pacino geähnelt hatte und der blaue Pillen schlucken musste, um seinen und ihren Erwartungen gerecht werden zu können. Was Pacino wohl schluckte? Schließlich war seine jetzige Frau über fünfzig Jahre jünger.

Geertje war Wirtschaftsprüferin. Ihr dritter Mann hatte Geld gehabt und war zu Hause verstorben, nachdem sie sich wegen einer neuen, jungen Sekretärin gestritten hatten und sie zu ihrer Schwester nach Zwolle geflohen war. Wenn sie den Streit zu Hause ausgetragen hätten und sie nicht weinend weggefahren wäre, hätte sie ihn nicht einen Tag später in der Garage finden müssen. Nach dem Tod ihres Mannes hatte sie sich um Jaaps Steuererklärung gekümmert. Sie hatten einmal zusammen zu Abend gegessen, und danach hatte er bei ihr übernachtet, allerdings nur wenig

Schlaf bekommen. Geertje nahm viel Platz weg. Aber er war dankbar dafür, dass sie neben ihm lag.

Seit er im Ruhestand war, besuchte Geertje ihn öfter. Sie kannte seine Launen und beklagte sich nicht, wenn er nach dem Sex irgendwo im Haus herumwirtschaftete, auch nicht am Abend. Sie stellte ihm Kaffee oder Tee hin, und wenn es seine Stimmung zuließ, blieb sie bei ihm, las etwas in der Küche oder sah fern, manchmal kochte sie auch für ihn. Wenn er sie besuchte, ging er nach dem Morgenkaffee nach Hause.

Es herrschte Einvernehmen zwischen ihnen, keiner verlangte mehr, als der andere geben konnte oder wollte. Sie parkte ihren Porsche Panamera neben seinem alten Volvo V70; sie hatte Geld wie Heu. Der Volvo hatte bereits dreihunderttausend auf dem Buckel, war aber erstklassig in Schuss und ließ ihn nie im Stich.

Außer für die Renovierung gab Jaap kein Geld aus. Die Fahrten nach Israel waren ein festes Ritual, aber ansonsten verreiste er nie, aß wenig und vermied Fleisch, trug Kleidung von C&A und Sportschuhe von Nike aus dem Sale. Er kleidete sich, weil die Gesellschaft Nacktheit nicht tolerierte. Er verstand nichts von Mode oder Trends. Geertje hatte ihm ein kostspieliges Deo geschenkt, und er benutzte es, weil Geertje anscheinend fand, dass er nicht gut roch; er wollte nicht, dass sie wegblieb und ihre Intimitäten beendete, also kaufte er, als die Dose leer war, ein neues Deo der gleichen Marke. Ansonsten arbeitete er tagein, tagaus hart daran, nicht an Lea zu denken.

Und dann – dann reiste Jaap zum zehnten Jahrestag von Leas Verschwinden erneut nach Israel.

ZWEITER TEIL

1

Jaap nahm den Nachmittagsflug der El Al. Er hatte seinem Kontakt im israelischen Außenministerium gemailt, dass er käme. Jemand würde ihn am Flughafen Ben Gurion abholen und ihn ungehindert zu einem Auto lotsen, das draußen in der sengenden Sonne auf ihn wartete. Das Auto mit Fahrer mietete er inzwischen selbst. Der Service für eine reibungslose Ankunft am Flughafen wurde aufrechterhalten, aber alles andere, etwa die Bereitstellung eines Polizeifahrzeugs und der Besuch bei verschiedenen Ermittlungsbehörden, war nach ein paar Jahren abgeschafft worden. Auf Schiphol wurde er nie von den Israelis behelligt, die in einer Ecke der Abflughalle, hinter Grenzschützern mit schweren automatischen Waffen, Passagiere verhörten, in der Hoffnung, einen Bombenleger oder Unruhestifter zu erwischen. In den Computern war er als VIP registriert; diese Vorzugsbehandlung erhielt man, wenn die Tochter in der Wüste verschwunden war. Er saß vorne auf Sitz 1A, seinem Lieblingsplatz, aber konnte man sich denn über irgendetwas freuen auf einer Reise wie dieser? Er hatte, wie immer, einen Plan, den er unbedingt ausführen wollte.

In den letzten zehn Jahren hatte er mit Archäologen, Psychologinnen, Sektenforschern, Terrorismusexpertinnen und Kennern der verschiedenen Beduinenfamilien gesprochen. In der Anfangszeit hatten sich Hellseherinnen und ehemalige Gefangene von fliegenden Untertassen gemeldet. Die Hellseherinnen versprachen, er dürfe hoffen; Lea und Joshua lebten in Jordanien oder Ägypten oder Neuseeland; die UFO-Experten meinten, sie seien von Außerirdischen entführt worden und betrieben irgendwo auf einem fernen Planeten einen Fischladen. Dieses Jahr hatte er einen Termin bei einem Geologen in Beerscheba.

Im Flugzeug setzte sich ein orthodoxer Jude neben ihn. Er trug einen schwarzen Anzug und ein weißes Hemd ohne Krawatte, und unter seiner Jacke schauten die Zizit hervor, die Schaufäden, die an einem rituellen Leibchen befestigt sind. Der Mann war etwa in Jaaps Alter, hatte allerdings tiefere Falten im Gesicht, einen weißen Bart und Pejes, die Schläfenlocken frommer Juden, und als er seinen Hut abnahm, sah Jaap dichtes graues Haar unter seiner schwarzen Kippa. Er hatte einen dicken Bauch und war insgesamt stark übergewichtig. Sie nickten sich zu.

Als der fromme Mann saß, begann er, in einem kleinen schwarzen Buch zu lesen, und bewegte dabei leicht den Oberkörper vor und zurück, als wäre er in Trance. Auch beim Start und in der Stunde darauf las der Mann weiter.

Jaap tat nichts. Er starrte nach draußen, schloss die Augen und dachte über sein Haus nach. Nach sechsundzwanzig Jahren musste jetzt das Dach erneuert werden, wie ein Gutachten ergeben hatte. Der Bauunternehmer hatte ihn damals betrogen und nicht die vereinbarten Qualitätsmaterialien verwendet. Aber die Baufirma war nach einem rätselhaften Brand, der ihre Unterlagen vernichtet hatte, schon vor etwa fünfzehn Jahren pleitegegangen, und Jaap konnte sich bei niemandem beschweren. Bei dem gelieferten Holz hatte es sich nicht um getrocknetes Pitch Pine, sondern um Sugar Pine gehandelt, die weichere Variante der amerikanischen Kiefer, und von dieser weichen Variante die allerweichste. Pitch Pine war harzreich und dadurch dicker, stärker und rissfester. Sein Dach wurde von dem minderwertigen Kiefernholz getragen. Es bestand keine Einsturzgefahr, aber es ärgerte ihn, dass er es all die Jahre nicht bemerkt hatte und dass der Bauunternehmer, ein bekannter Name im nordholländischen Edam, ungestraft davongekommen war.

Der fromme Mann tippte ihm auf den Arm.

»Meneer, stört es Sie, wenn ich die Tefillin anlege?«

Er sprach weiches Flämisch – ein Antwerpener Jude. Jaap brauchte eine Sekunde, um zu verstehen, was der Mann meinte.

»Nein, kein Problem.«

Der Mann stand auf, krempelte seinen linken Ärmel hoch und schob eine Lederschlaufe mit einem kleinen schwarzen Lederkästchen über den nackten Arm bis über den Ellbogen. Von dem Kästchen hing ein langer schwarzer Lederriemen herunter, den er um den Unterarm und dann in einem komplizierten Muster um seine Hand und Finger wickelte. Dann legte sich der Mann ein zweites Kästchen auf die Stirn. Jaap schaute weg.

Es war ein uraltes Ritual, das etwas mit dem Herzschlag zu tun hat, den man durch den gespannten Riemen um den Unterarm spürt, und mit dem Bewusstsein für das Höhere, das man erfährt, wenn man das Kästchen auf die Stirn legt.

Die Kästchen enthalten Pergamentrollen mit Auszügen von Tora-Texten. Jaap hatte nie die Tefillin angelegt, ein Ritual mit dazugehörigen Gebeten. In Israel, auch in Mitzpe Ramon, war er öfter von strenggläubigen Männern angesprochen worden, die an einem ausklappbaren Tisch auf männliche Passanten warteten, von denen sie vermuteten, dass sie dieses Ritual nicht durchführten. In ihren Kreisen galt es als gute Tat, andere davon zu überzeugen, die Tefillin anzulegen.

Vor langer Zeit, irgendwann vor seinem dreizehnten Lebensjahr, als er das hebräische Alphabet lernte und sich mit der Tora, also den Büchern Mose, beschäftigen musste, hatte er die Texte auf diesen Schriftrollen gelesen. Er wusste nicht mehr, welche es waren, und wenn er in Israel an den Klapptischen vorbeiging, immer in Gedanken, immer ohne Interesse an den Frommen, ihren dicken Büchern auf den Tischen oder den schwarzen Kästchen und schwarzen Riemen, fielen sie ihm nicht ein. Aber jetzt, schweigend in seinem Business-Class-Sitz und unfähig, sich der Situation zu entziehen, tauchte eine Zeile in seinem Kopf auf, die spontan von den elektrochemischen Prozessen in seinem Gehirn gebildet wurde: *Schema Jisrael, Adonai Elohenu, Adonai Echad.* Diese Worte bildeten das Herzstück der gesamten jüdischen Tradition. Es waren die letzten Worte, die ein Jude mit seinem letzten Atemzug sprechen sollte.

Jaap wusste nicht, ob er, wenn sein letzter Atemzug begonnen hatte, die Geistesgegenwart besitzen würde, an diese Worte zu denken. Sie bedeuteten: *Höre, Israel, der Herr, unser Gott, der Herr ist einzig.* Zu Jaaps Überraschung gab sich sein Gehirn nicht damit zufrieden, denn auf einmal wusste er auch wieder, was danach kam: Und du sollst den Herrn, deinen Gott, lieb haben von ganzem Herzen, von ganzer Seele und mit all deiner Kraft. Und diese Worte, die ich dir heute gebiete, sollst du zu Herzen nehmen und sollst sie deinen Kindern einschärfen und davon reden, wenn du in deinem Hause sitzt oder unterwegs bist, wenn du dich niederlegst oder aufstehst. Und du sollst sie binden zum Zeichen auf deine Hand, und sie sollen dir ein Merkzeichen zwischen deinen Augen sein, und du sollst sie schreiben auf die Pfosten deines Hauses und an die Tore.

Jaap hatte ein Kind, aber seine Tochter war nicht da, und so konnte er ihr auch nichts einschärfen und darüber reden, während sie an der Vecht entlangspazierten oder gemeinsam die Teller und Tassen aus der Spülmaschine nahmen und wieder in den Schrank stellten. Und was hätte er ihr einschärfen sollen? Dass Adonai, der Herr, der einzige Gott war?

Und du sollst sie binden zum Zeichen auf deine Hand, und sie sollen dir ein Merkzeichen zwischen deinen Augen sein, und du sollst sie schreiben auf die Pfosten deines Hauses und an die Tore.

Das war es: das Gebot, ein Kästchen an den Arm zu binden und ein Kästchen auf der Stirn zu tragen, und das Gebot, eine Mesusa, eine Kapsel, die ebenfalls ein Schriftröllchen enthielt, am Türpfosten des Hauses anzubringen. Die Mesusa enthielt denselben Text, an den er sich jetzt erinnerte: *Schema Jisrael, Adonai Elohenu, Adonai Echad.*

Höre, Israel, der Herr, unser Gott, der Herr ist einzig.

Kurz vor ihren Abschlussprüfungen hatte Lea eine Mesusa am Rahmen ihrer Zimmertür befestigt. Zuvor hatte sie ein Widderhorn, ein Schofar, mitgebracht, das am jüdischen Neujahrstag und am Versöhnungstag, Jom Kippur, geblasen wird. Sie kam damit in die Küche, aber sie konnte keinen Ton herausbekommen. »Weißt du, was das ist?«, fragte sie.

»Ein Schofar. Ein Widderhorn.«

»Es ist sehr schwer, einen Ton herauszukriegen.«

»Was willst du damit?«, fragte er.

»Ich will darauf blasen.«

»Warum?«

»Es ist ein Weckruf. Er soll unser Gewissen aufrütteln. Weißt du, als Abraham seinen Sohn Isaak opfern sollte, hat Gott Isaak durch einen Widder ersetzt.«

»Das ist doch alles nur Aberglaube«, erwiderte Jaap.

»Kannst du darauf blasen?«, fragte sie.

»Nein.«

»Willst du es mal versuchen?«

»Nein.«

»Blöd«, sagte sie und verließ die Küche.

Danach kam sie mit einer Mesusa an. Sie hatte sie von einer ihrer Freundinnen aus dem Kreis der Vaterjüdinnen geschenkt bekommen; sie sollte ihr Glück bringen. Sie bat Jaap um einen Schraubendreher und zwei Schrauben, und er stand daneben, als sie sie befestigte; sie beharrte darauf, es selbst zu machen.

»Wenn du sie nicht mehr haben willst, musst du die Löcher selbst zuspachteln«, lautete sein flauer Kommentar.

Lea reagierte nicht darauf: »Wir sollten auch an der Haustür eine anbringen, Papa, das bringt Glück.«

Er hielt das für Unsinn. Trotzdem war er gerührt, dass sie es tat, auch wenn er es sich nicht anmerken ließ. Warum hatte er seine Gefühle nicht gezeigt? Er wollte keine Religion im Haus haben. So hatte er damals gedacht.

Bei ihm zu Hause hatten sie früher keine Mesusa an der Eingangstür gehabt. Das ziehe nur Antisemiten an, glaubte sein Vater. Aber drinnen hatte eine den Türrahmen des Wohnzimmers geschmückt. Lea erreichte bei ihren Abschlussprüfungen einen Durchschnitt von eins Komma drei.

Jaap wandte den Kopf ab und schaute nach draußen; sie waren irgendwo hoch über Deutschland oder Österreich, und er beschloss, nicht mehr über Leas Abschlussprüfung oder die Zimmertür mit der Mesusa nachzudenken. Mit dem linken Handrücken wischte er sich die Tränen von den Wangen.

Einen Moment später tippte ihm der fromme Mann erneut auf den Arm.

»Haben Sie vielleicht auch das Bedürfnis nach …?« Mit einer Kopfbewegung deutete er auf die Kästchen, die er in der Hand hielt.

»Nein, danke«, sagte Jaap.

2

Nach der Landung verließ Jaap als Erster das Flugzeug. Eine junge Sicherheitsbeamtin sprach ihn gleich beim Aussteigen an. Ob sie etwas für ihn tragen könne? Nein, danke.

Er hatte weder Handgepäck noch einen Koffer. Er hatte lediglich einen Reisepass, einen israelischen Personalausweis, ein Handy und ein paar Kreditkarten dabei. In seinem Hotelzimmer in Mitzpe Ramon wartete sein Koffer auf ihn. Dieser wurde als Service für ihn als alljährlichen Stammgast in einem Lagerraum aufbewahrt. Der Koffer enthielt einen Laptop und Kleidung für drei oder vier Wochen. Es waren noch Sachen darunter, die Nicole für ihn besorgt hatte, den Rest hatte er sich vor sechs Jahren in Beerscheba gekauft. Am Flughafen, im VIP-Raum neben der Ankunftshalle, in der die Pässe der ankommenden Reisenden kontrolliert wurden, erhielt er nach dem »Willkommen, Professor Hollander« die blaue Einreisekarte mit der Kennzeichnung A1, die ihm einen unbegrenzten Aufenthalt im Land ermöglichte. Sie gehörte zu seinem Ausweis, den man ihm im zweiten Jahr ausgestellt hatte, damit er leichter ein- und ausreisen konnte.

Draußen, in der wohltuenden Wärme, wurde er an einen Fahrer mit einer Waffe im Holster an der Hüfte weitergereicht. Der Mann schob die Seitentür eines schwarzen Mercedes-Vans auf. Drinnen war es eiskalt. Jaap zog es vor, die Temperatur von draußen zu spüren, und bat den Mann, die Klimaanlage auszuschalten und ein Fenster zu öffnen. Aber nach zwanzig Minuten wurde es ihm zu heiß, und er fragte, ob das Fenster wieder geschlossen und die Klimaanlage eingeschaltet werden könne.

Die Fahrt dauerte zweieinhalb Stunden und führte durch eine Landschaft, die für ihn keine Geheimnisse mehr barg, grüne Felder, blühende Feldfrüchte, Dörfer, Weiler und anschließend die kargen gelbbraunen Ebenen und Hügel der Wüste und Schilder, die auf Militärstützpunkte hinwiesen. Bis Beerscheba, der Hauptstadt der Wüste, war die Straße stark befahren; danach sah er vor allem Lastwagen und Busse. Hier und da standen an den Bushaltestellen junge Wehrpflichtige mit dicken Rucksäcken und Waffen, die an Riemen über ihren Schultern hingen. Er döste eine halbe Stunde lang vor sich hin, dann hielt der Van plötzlich an, und sie waren am Ziel.

Das Beresheet Hotel, etwas außerhalb der Wüstenstadt Mitzpe Ramon, glich einem exklusiven amerikanischen Wintersportresort. Die schnörkellosen Gebäude waren aus rauen Natursteinblöcken erbaut und von großen, hohen Fenstern durchbrochen. Die Innenräume waren geschmackvoll in Erdfarben gehalten, und es gab mehrere Restaurants, einen Innen- und Außenpool, ein Spa, Terrassen, Konferenz- und Partyräume. Der gesamte Komplex war kühn am äußersten Rand der steilen Nordwand des kolossalen Kraters errichtet worden.

Der Manager begrüßte ihn und brachte ihn mit dem Golfwagen zu seinem Stammzimmer in einem separaten Teil des Hotels, das auf nacktem Fels gebaut war und nicht vermuten ließ, dass es zu einem kosmopolitischen Hotel gehörte, in dem das einfachste Zimmer sechshundert Dollar kostete. Sein Koffer stand hinter der Tür. Er duschte, dann ließ er sich etwas zu essen bringen. Draußen, neben einer Terrasse aus Holzdielen, befand sich ein kleiner, quadratischer Pool, den er nie benutzte; er war für Kinder. Und hinter dem Pool gähnte das furchtbare Loch in der Erde.

3

Gegen zehn Uhr abends hatten Lea und Joshua das B&B verlassen. Sie waren auf ihre Leihfahrräder gestiegen und eine halbe Stunde lang auf der unbeleuchteten 40 gefahren, ein ziemlich unüberlegtes Abenteuer; sie waren von mehreren Autofahrern auf den Randstreifen gedrängt worden. Dann hatten sie eine der unbefestigten Schotterstraßen genommen, die zu der Quelle und dem Fort führten; es war nicht mehr als eine Sandpiste.

Es war bewölkt gewesen; sie hatten eine billige Taschenlampe dabeigehabt. Dieser zweite Teil der Strecke hatte etwa vierzig Minuten beansprucht. Ihre Sachen waren zwischen dem Fort und der Quelle gefunden worden. Für später in der Nacht waren in der Gegend heftige Regenfälle angekündigt. Manchmal geschah das jahrelang nicht, dann wieder gleich mehrmals hintereinander: Ein kurzer, aber extrem starker lokaler Regensturm füllte ein altes Flussbett, und eine Flutwelle entstand, eine *flash flood,* wie sie hier genannt wurde. Dazu war es in dieser Nacht tatsächlich gekommen, aber nicht in der Nähe des Forts. Waren Lea und Joshua zu Fuß weitergegangen, bis zu dem Flussbett, das sich kurz darauf in einen reißenden Strom verwandelt hatte? Die Polizei hatte alles abgesucht.

Die Pollocks hatten Himmel und Hölle in Bewegung gesetzt, um dort einen Gedenkstein aufzustellen, aber es wurde ihnen nicht erlaubt. Sie durften lediglich die Namen der Kinder und das Datum ihres Verschwindens auf einem Stein eingravieren lassen, der dort schon lange seinen

Platz hatte; ein Graveur war dafür eigens aus Jerusalem angereist.

4

Um Mitternacht wurde Jaap von dem jungen Kolumbianer abgeholt, der ihn schon im Jahr zuvor mit einem weißen Toyota Hilux, dem bevorzugten Truck von Terroristen im Nahen Osten und in Afrika, zur Gedenkstätte gefahren hatte.

»Alles klar, Professor?«

»Alles klar, Carlos.«

Die Fahrt dauerte gerade mal eine halbe Stunde. Carlos nahm die 40, folgte den Haarnadelkurven bergab und bog auf den Weg ein. Dort fuhr er nicht schneller als zwanzig. Im Scheinwerferlicht war nichts zu sehen als eine öde Piste, auf beiden Seiten von Felsen flankiert.

Carlos parkte den Toyota hinter der Ruine. Er reichte Jaap eine Taschenlampe und eine Flasche Wasser, wie immer.

Hier unten hatte man immer noch Handyempfang über die Masten in Mitzpe Ramon; die Polizei hatte damals die Nummern recherchiert, die in jener Nacht in ihrem Sendebereich eingeloggt gewesen waren.

Jaap sagte: »Ich rufe an, wenn ich zurückwill.«

Nur hundert Meter. Die dicken Sohlen seiner Wanderschuhe knirschten auf dem Boden. Im Lauf des letzten Jahres war er zu der Überzeugung gelangt, dass es in dem Krater unentdeckte Höhlen geben müsse. Jaap hatte auf einigen obskuren Websites über sie gelesen und vermutete, dass auch Lea und Joshua das getan hatten. Einige Zeit nach ihrem Verschwinden hatte er Patais Buch gelesen, das in Joshuas Rucksack gefunden worden war. *The Hebrew Goddess* war eine Studie über einen frühen Kult, in dem Jahwe eine Frau hatte: Aschera. Die alten Hebräer hätten noch Polytheismus praktiziert, schrieb Patai, und dazu gehörte auch die Verehrung einer Mutterfigur, deren Bildnisse bei archäologischen Ausgrabungen gefunden worden waren. Es gab spirituelle Rituale, um sich mit dem Göttlichen zu vereinigen, das somit nicht nur ein, sondern zwei Geschlechter hatte.

Der Prozess der Monotheisierung dauerte Jahrhunderte, und die Verehrung der Aschera, die auch die Muttergöttin der Kanaaniter war, wurde zunehmend unterdrückt. Ihr waren Pfähle geweiht, die verbrannt werden mussten. König Joschija, der sechzehnte König von Judäa, ließ alle Götzenbilder zerstören, wie es in 2Kön 23,24 heißt: *Er steckte das Höhenheiligtum in Brand, zermalmte die Steine zu Staub und verbrannte den Kultpfahl.* Und auch im Deuteronomium 12:3 liest man: »*Und ihre Altäre sollt ihr niederreißen, ihre Mazzeben (Steinmale) zerschlagen, ihre Ascheren im Feuer verbrennen und die Bilder ihrer Götter zerstören.*«

Hatten Lea und Joshua, die jung und daher naiv, aber auch furchtlos und leidenschaftlich auf der Suche nach zeitloser Heiligkeit waren, ein vergessenes Ritual durchführen wollen? Irgendwo in einer Höhle? Oder wollten sie die Sturzflut als ein wildes, rituelles Eintauchen erleben, eine Art Taufe, eine Reinigung in einem rituellen Bad, einer

Mikwe? In dem Video sprachen sie davon, sich auszuziehen, nackt zu sein. Wollten sie ein kanaanäisches Fruchtbarkeitsritual imitieren? Als Letztes hatte die Polizei die Überreste von zwei Marihuanazigaretten mit ihrer DNA gefunden. Sie waren high oder stoned gewesen, oder wie auch immer man das nannte.

Im Schein der Taschenlampe tauchte der Gedenkstein auf.

LEA HOLLANDER.

JOSHUA POLLOCK.

Daneben lagen Dutzende von kleinen Steinen. Kraterwanderer hatten sie auf den Stein gelegt, ein jüdisches Ritual, mit dem man heutzutage ausdrückte, dass die Verstorbenen nicht vergessen waren. Vermutlich hatte es jedoch seinen Ursprung in einer Beschwörungsformel: Die Toten durften weder auferstehen noch von bösen Geistern heimgesucht werden. Deswegen wurde der Grabstein beschwert.

Jaap ließ sich auf den Boden sinken, legte die Taschenlampe beiseite und lauschte ins Nichts.

Nirgendwo auf der Welt war es so still wie in diesem Krater, einem riesigen Loch aus Stein, das jedes Geräusch erstickte. Ihm war kalt, wie jedes Jahr.

Hatten sie hier bei Vollmond Marihuana geraucht und über das Nacktsein gesprochen, über den Sinn des Lebens, über Magie und das Streben nach dem Ewigen?

Jaap hatte in diesem Alter mit Transzendentem nichts

im Sinn gehabt. Er war zielstrebig und rational gewesen. Ihren Hang zum Nebulösen hatte Lea von Nicole. Schlechte Gene. Jaap schalt sich für den gemeinen Gedanken. Lea hatte ein Recht auf ihre Illusionen, auch wenn er selbst keine hatte. In seinem Beruf konnte man sich nicht von Illusionen leiten lassen. Man brauchte Präzision, Wissen und Ausdauer. Aber was hatte er jetzt davon? Würde er sie wiederfinden, wenn er sich in sie hineinversetzen könnte? Tatsächlich war er davon überzeugt. Wenn er wüsste, was sie dazu gebracht hatte, nachts in den Krater hinabzusteigen, auf ihrem Weg in eine andere, verborgene Welt, könnte er womöglich Spuren von ihr entdecken, die ihm helfen würden, jene Nacht zu rekonstruieren und vielleicht das Geheimnis ihres Verschwindens zu lüften.

Er hatte keine Ahnung, was das war, diese sogenannte Spiritualität oder Heiligkeit. Er wusste nur, was sich unter dem menschlichen Schädelknochen verbarg, bis ins kleinste Detail.

Er spürte, wie sich etwas bewegte.

Im Lichtkegel der Taschenlampe stand ein drahthaariger Hund.

Er war hellbraun, hatte weiße Pfoten und einen weißen Streifen zwischen den Augen. Er war schlank und hochbeinig. Nicht mehr jung, grau um die Schnauze. Unbemerkt war er näher gekommen. Das Tier stand da und sah ihn an, ebenso wie er das Tier anschaute.

Ein streunender Hund, ein Rüde, das sah man. Ein Rätsel, wie er hier überleben konnte. Gab es hier kleine Tiere, die er jagte? Und Wasser, gab es genug Wasser? Die Quelle sorgte dafür, dass ein paar Büsche überlebten, kam aber nirgendwo an die Oberfläche.

Das Tier legte sich hin und schaute ihn unverwandt an. Der Hund hechelte. Sieht nicht so aus, als wollte er sich auf mich stürzen, dachte Jaap. Das Tier war entspannt, ließ ihn aber nicht aus den Augen.

Wasser.

Jaap stand auf, das Tier erhob sich ebenfalls. Jaap sah sich um, leuchtete mit der Taschenlampe und entdeckte einen ausgehöhlten Stein. Er drehte den Verschluss seiner Wasserflasche auf und goss Wasser in die Mulde. Dann ging er ein paar Schritte rückwärts, um dem Tier Platz zu machen.

Das Tier war vorsichtig. Es ging einen Schritt vorwärts und schaute Jaap an. Und noch einen Schritt, jederzeit sprungbereit. Bis es den Stein erreichte, das Wasser hastig aufleckte und Jaap einen Moment lang nicht beachtete.

In all den Jahren, die er hierhergekommen war, hatte er noch nie einen Hund gesehen. Nur Steinböcke und Ziegen, aber immer tagsüber. Als das Tier das Wasser getrunken hatte, entfernte es sich wieder, aber nicht mehr so weit; es blieb im Lichtkreis der Lampe.

Mit ruhigen Bewegungen näherte sich Jaap, goss wieder Wasser in die Steinmulde und blieb daneben stehen.

Der Hund hatte nun keine Scheu mehr, kam näher und trank, Jaaps Großzügigkeit ausgeliefert.

Das Tier hatte Vertrauen in ihn, den Wasserspender.

Jaap ließ sich wieder auf den Boden sinken, und der Hund kam jetzt noch näher heran, bis auf etwa anderthalb

Meter. Sie hatten sich nichts zu sagen, aber sie waren beide dankbar für die Gesellschaft des anderen, so empfand es Jaap. Er wollte den Hund schon anfassen, überlegte es sich aber gerade noch anders. Das Tier, ein Wüstenhund, war das vermutlich nicht gewöhnt, und es könnte sich erschrecken und doch noch aggressiv werden. Außerdem hatte es mit ziemlicher Sicherheit widerliche Viren und Bakterien an sich. Anderthalb Meter, der empfohlene Sicherheitsabstand zur Zeit der Pandemie, waren nah genug.

Einen Moment lang war Jaap nicht allein.

Nach etwa zwanzig Minuten zückte er sein Handy und sagte Carlos Bescheid, dass er zurückkäme. Der Hund rannte weg.

Als Jaap bei Carlos einstieg, glaubte er, den Hund in der Ferne zu sehen, weit vom Pick-up entfernt, am äußersten Rand des Scheinwerferlichts, aber das war vermutlich Unsinn. In dieser Nacht schlief er bemerkenswert gut, zum ersten Mal nach einer nächtlichen Sitzung am Gedenkstein.

5

Dr. David Kordevani, der Geologe, wollte zu ihm ins Hotel kommen. Jaap hatte vor, ihn bei einem Mittagessen über mögliche noch unentdeckte Höhlen, Gänge und Risse in den Wänden und im Boden des Kraters auszufragen. Der Mann war ihm von einem Kollegen aus der medizinischen Fakultät der Universität Beerscheba empfohlen worden.

Jaap hatte ihn gegoogelt; Kordevani war eine Autorität und kein Scharlatan.

Also setzte sich Jaap in eine Ecke der geräumigen Lobby des Beresheet Hotels. Er trug ein weißes Hemd, eine graue Hose mit einer scharfen Bügelfalte und hatte sich für diesen Anlass die schwarzen Lederschuhe angezogen, die Nicole ihm einst gekauft hatte, weil sie der Meinung war, er solle sich in diesem Hotel ebenso förmlich kleiden wie die anderen Gäste.

Von Fotos im Netz wusste er, wie der Geologe aussah, und behielt den Eingang im Auge. Gäste reisten ab und an, unterstützt von Concierges und Gepäckträgern, Koffer wurden auf Gepäckwagen gestellt, geschäftige Männer mit weißen AirPods und einem iPhone in der Hand liefen umher. Draußen in der Wüstenhitze standen Taxis.

In der Lobby war es kühl, fast kalt.

»Professor Hollander?«

Neben ihm stand eine Frau von etwa vierzig, fünfundvierzig Jahren. Bekleidet mit einem dunkelblauen Rock und einer dunkelblauen Strickjacke über einer hellblauen Bluse. Hochgestecktes braunes Haar. Hübsche, minimal geschminkte Augen. Kleine Perlen an den Ohren. *All business.*

Jaap stand auf und war einen Moment lang verwirrt.

Sie war von kleiner Statur, eine dunkle, temperamentvolle Israelin, so sein erster Eindruck.

»Tut mir leid, ich habe jemand anderen erwartet, Sie sind …?«

»Rina Gutmacher.«

»Gutmacher?«

»Der Name meines Mannes. Ich weiß um die Bedeutung. Darf ich …?«

Sie wies auf den wuchtigen Lobbysessel neben ihm.

Er nickte und machte eine einladende Geste.

Als sie beide Platz genommen hatten, sagte sie: »Ich möchte Sie etwas fragen. Oder besser: Ich habe eine Bitte. Eine dringende Bitte. Es duldet keinen Aufschub.«

»Ich habe gleich einen Termin.«

»Ich weiß. Mit Dr. Kordevani. Der Termin wurde verschoben. Auf morgen.«

»Auf morgen? Aber warum? Arbeiten Sie für ihn? Wer sind Sie?«

»Mein Name ist Rina Gutma…«

»Gutmacher, das haben Sie schon gesagt. Wer heißt denn Gutmacher?«

»Mein Mann und sein Vater und vor ihm …«

»In welcher Funktion sind Sie hier? Wer schickt Sie?«

»Das will ich Ihnen gerne erklären.«

»Ja, bitte.«

Er reagierte gereizt auf sie. Er hatte sich auf ein Gespräch mit dem Geologen eingestellt.

»Haben Sie die Befugnis, Dr. Kordevanis Terminkalender zu ändern?«, fragte er.

»Nein. Ich kann Ihnen nur freundlich, aber dringend meine Bitte übermitteln. Dr. Kordevani ist jederzeit bereit, Sie zu treffen. Aber als ich ihn heute Morgen angerufen habe, hat er sofort eingewilligt, mir die Möglichkeit einzuräumen, mit Ihnen zu reden.«

»Worum geht es?«

Plötzlich schwieg er. Sein Herz setzte einen Schlag aus.

Er flüsterte: »Meine Tochter? Haben Sie sie … wurde sie gefunden?«

»Es tut mir leid, wenn ich diesen Eindruck erweckt habe …« Sie zögerte: »Es geht nicht um sie. Wenn ich Sie auf einen falschen Gedanken gebracht habe, möchte ich mich nochmals dafür entschuldigen.«

Er brauchte einen Moment, um sich zu fangen. Seine Atmung beruhigte sich. Jetzt wurde er sauer: »Sie drücken sich sehr vage aus. Unnötig vage. Ich weiß nicht, ob ich Zeit für Sie habe. Für Unsinn jedenfalls nicht.«

Er machte Anstalten aufzustehen, aber sie beugte sich schnell zu ihm und legte eine Hand auf seinen Arm, um ihn zurückzuhalten.

»Ich arbeite im Kabinett des Ministerpräsidenten. Er hat mich gebeten, Sie zu kontaktieren. Ich überbringe eine Bitte von ihm. An Sie. Ich kann nichts darüber sagen. Aber es ist dringend.«

»Schon wieder drücken Sie sich so geheimnisvoll aus! Was wollen Sie?«

»Auf dem Luftwaffenstützpunkt hier in der Nähe wartet ein Hubschrauber auf Sie. Er bringt Sie nach Jerusalem. Zum Ministerpräsidenten.« Sie öffnete ihre Tasche und holte einen Umschlag heraus. »Das ist eine Geheimhaltungsvereinbarung. Bitte lesen Sie sie während des Fluges. Wir müssen Sie um äußerste Geheimhaltung bitten. Wenn Sie bei Ihrer Ankunft nicht unterschrieben haben, wird Sie der Hubschrauber zurückbringen. Dann können Sie morgen mit Dr. Kordevani sprechen, und ich bin nie hier gewesen. Aber ich bitte Sie, nein, der Ministerpräsident hat gesagt: ›Sagen Sie ihm, dass ich ihn anflehe zu kommen.‹«

»Der Ministerpräsident fleht …«, bemerkte Jaap sarkastisch. »Reden wir über DEN Ministerpräsidenten?«

»Wir haben nur einen. Ja. DEN Ministerpräsidenten.«

»Und der hat zu Ihnen gesagt: ›Sagen Sie ihm, dass ich ihn anflehe.‹«

»Das ist richtig. Professor … er braucht Sie.«

»Er braucht mich? Ihr Ministerpräsident, DER Ministerpräsident, ein Mann, den ich nicht mag, den ich für einen Populisten, einen Demagogen halte …«

Sie unterbrach ihn: »Er braucht Sie.«

»Sie spinnen ja«, sagte Jaap, und wieder wollte er aufstehen, aber sie hielt ihn am Arm fest.

»Wir alle brauchen Sie«, sagte sie.

»Warum mich?«

»Weil Sie der Beste sind. Das hat Professor Ben Zion gesagt. Barbara Ben Zion.«

Jaap nickte, ohne zu wissen, warum.

Das war alles sehr verwirrend. Plötzlich erwähnte diese Frau Barbaras Namen. Er war hier, um eine geologische Theorie über das Verschwinden seiner Tochter mit der Realität abzugleichen. Nicht, um dem Ministerpräsidenten zu helfen, egal wobei. Barbara? Was wusste diese Frau über ihn und Barbara? Es waren Israelis, also wussten sie alles. Ach, was machte das schon. Er war schon seit Jahren geschieden, und Barbara … sie war womöglich noch verheiratet.

Jaap fragte: »Warum?«

»Das wird Ihnen der Ministerpräsident persönlich erklären.«

»Habe ich eine Wahl?«

»Natürlich. Sie können den ganzen Tag und die ganze

Nacht hier sitzen bleiben, wochen- oder monatelang. In diesem Fall fliegt der Hubschrauber ohne Sie zurück nach Jerusalem.«

»Ich soll jetzt also in einen Hubschrauber steigen, um mit dem israelischen Ministerpräsidenten zu sprechen?«

»Ja.«

»Und es ist dringend?«

»Ja.«

»Und mehr wollen Sie nicht sagen?«

»Mehr darf ich nicht sagen.«

»Was für ein Hubschrauber ist es?«

Sie zögerte nicht, sie wusste, wovon sie sprach: »Ein Eurocopter Panther.«

»Ich wusste nicht, dass Sie die haben.«

»Wir haben nur ein paar.«

»Welche Funktion bekleiden Sie?«

»Ich bin eine Vertrauensperson des Ministerpräsidenten.«

»Schon wieder so ausweichend. Etwas genauer bitte.«

»Ich erledige gewisse Sonderaufgaben für ihn. Vertraulich. Von daher: Vertrauensperson.«

»Jetzt verstehe ich gar nichts mehr. Mossad?«

»Nein.«

»Was dann?«

»Eine geheime Abteilung.«

»Haben Sie einen Ausweis?«

Sie zeigte ihm einen Ausweis mit einem hebräischen Text, einem Foto von ihr und einer Abbildung des siebenarmigen Leuchters, Symbol des Staates Israel. Dann reichte sie ihm eine Karte, die er lesen konnte. Unter dem Leuchter stand: *Rina Gutmacher, Sonderbeauftragte für das Kabinett des israelischen Ministerpräsidenten.* Sie erinnerte ihn an eine dunkelhaarige, israelische Version von Reese Witherspoon. Die gleiche geballte Energie.

Eine große, chassidische Familie mit vielen Kindern kam herein, etwa acht lebhaften Jungen mit Schläfenlocken, Kippas und flatternden Zizits und Mädchen in langen Röcken, alle mit roten Haaren. Sie scharten sich um eine stämmige Mutter mit auffälliger Perücke und einen Vater in langem schwarzem Mantel und einer Kappe mit großem, rundem Pelzrand auf dem Kopf, einem Schtreimel. Bizarr, dachte Jaap, dass er zu demselben Volk gehörte wie diese Familie, oder war alles Projektion und Illusion, und er hatte nichts mit ihnen gemeinsam? Was hätte Lea beim Anblick dieser Leute gedacht?

Jaap sagte: »Das ist vollkommen verrückt. Woher soll ich wissen, dass Sie keine Betrügerin sind?«

»Indem Sie mit mir kommen.«

»In Ordnung«, sagte Jaap. »Auch wenn es Wahnsinn ist, ich komme mit.«

6

Draußen wartete der Mercedes-Bus, der ihn tags zuvor vom Flughafen abgeholt hatte, mit demselben bewaffneten Fahrer. Nachdem Jaap seinen Pass und seine Jacke aus seinem Zimmer geholt hatte, stieg er in den kühlen Bus und lauschte den hebräischen Worten, die der Fahrer mit Rina, die vorne saß, wechselte.

Sie fuhren auf der 40 nach Norden zur Ramon-Basis, dem Hauptflugplatz der Luftwaffe, eine halbe Stunde von Mitzpe Ramon entfernt. Auf diesem Abschnitt der 40 waren sie auch in die Stadt gefahren, aber diesmal bog der Bus nach einer Viertelstunde in Richtung Westen ab. Eine perfekt gepflegte Asphaltstraße durchquerte eine Ebene mit Felsen, Steinen und Sand.

Nach seinem Studium, also noch vor seiner Facharztausbildung, hatte Jaap seinen Militärdienst als Arzt auf dem Fliegerhorst Volkel abgeleistet, daher waren ihm Luftwaffenstützpunkte nicht fremd. Der Fliegerhorst in Volkel lag inmitten von Wäldern und Wiesen und war im Vergleich zu diesem Stützpunkt, der sich in völliger Einöde befand, romantisch und schön.

Zäune, Kameras, und nachdem sie sämtliche Kontrollpunkte passiert hatten, kamen sie an Einfahrten zu unterirdischen Bunkern vorbei.

Am Ende einer der Straßen stand mit drehenden Rotoren der mittelgroße Panther, und zusammen mit Rina ging Jaap darauf zu, den Kopf gesenkt, von den Luftwirbeln zerzaust.

Ein weibliches Besatzungsmitglied zurrte seine Gurte fest, setzte ihm dicke Kopfhörer auf und bog das Mikro so, dass er es vor dem Mund hatte.

»Sind Sie schon mal mit einem Hubschrauber geflogen?«, ertönte die Stimme der Frau in seinen Ohren.

»Ja.«

»Gut. Lehnen Sie sich zurück. Es geht los.«

Er spürte den schnellen Aufstieg im Magen, und einen Moment lang schwindelte ihm. Trotz der Kopfhörer dröhnte der Motorenlärm in seinem Kopf.

Der Panther flog über einen Gebirgskamm nördlich der Basis, und am Horizont sah Jaap baumlose Berge und Schluchten. Keine Spur von Bewohnbarkeit, nichts als Dürre und Durst.

Vor zehn Jahren hatte man einen kleinen Polizeihubschrauber eingesetzt, der den Krater drei Tage lang mit einer speziellen Suchausrüstung überflogen hatte, auch nachts, in der Hoffnung, Spuren zu finden. In den Jahren danach hatte Jaap einmal eine Flugshow in Volkel besucht, in deren Verlauf Apache-Kampfhubschrauber Kunststücke vorführten, Leuchtraketen abfeuerten und sogar kopfüber flogen – der Apache ist der einzige Hubschraubertyp, der das ohne fatale Folgen wagen kann.

Rina stupste ihn an und reichte ihm den Umschlag. Er enthielt ein Dokument in englischer Sprache mit Abschnitten über Geheimhaltung und Sicherheit sowie der Androhung von Geld- und Haftstrafen bei Verstößen. Es war eine zähe Lektüre, und er hatte keine Lust, das Dokument vollständig zu lesen.

Er machte eine Handbewegung, die sie verstand: Sie gab ihm einen Stift, und er kritzelte seine Initialen auf jede Seite und seine Unterschrift auf die letzte.

Der Pilot erklärte, dass sie geradewegs über Beerscheba nach Bet Schemesch fliegen würden, immer westlich der ›Grünen Linie‹, von dort aus nach Osten abbiegen und auf dem Hadassah-Krankenhaus in Jerusalem landen würden.

Dem Hadassah? Jaap kannte die Klinik; sie hatte im Unabhängigkeitskrieg von 1948 eine wichtige Rolle gespielt, und er war zudem schon ein paarmal dort gewesen. Es ging also um ein medizinisches Problem? Warum dann diese Geheimniskrämerei? War etwas mit dem Ministerpräsidenten, von dem niemand wissen sollte? Das schien ihm die einzig plausible Erklärung zu sein.

Nach zwanzig Minuten wurde es unter ihnen grüner – Getreidefelder, Zeichen für die zurückgedrängte Wüste; er hoffte, dass er beim Überfliegen der Hügel und Berge Judäas etwas von der Altstadt Jerusalems mit dem Tempelberg sehen könnte, aber sie blieben auf der Westseite und landeten samtweich auf dem brütend heißen Hubschrauberdeck des Hadassah.

Das Krankenhaus lag außerhalb der Stadt, zwischen Hügeln und Bergen, ein Hort der Wissenschaft und Pflege, der im Ruf stand, eines der besten Krankenhäuser der Welt zu sein. Hier brauchte man Jaap Hollander aus Holland nicht.

Jaap folgte Rina an den Rand des runden Landeplatzes, wo sie mit der Haltung einer Vorgesetzten ein paar Worte an zwei bewaffnete junge Männer richtete. Danach wurden sie zu automatischen Türen geführt und betraten mit den beiden Männern einen Aufzug aus rostfreiem Stahl, der breit genug war, um mehrere Rolltragen auf einmal zu transportieren.

Der Aufzug sackte auf –4.

Jaap fragte: »Wie soll ich ihn ansprechen?«

»Wie Sie wollen. Förmliche Anreden sind uns nicht so wichtig.«

»Herr Ministerpräsident?«

»Wie Sie möchten.«

»Dann mache ich es so.«

»Wie gesagt, er hat es nicht so mit Förmlichkeiten. Sie

wissen, wie er heißt; Sie können ihn einfach mit Namen ansprechen. Darunter kennt ihn alle Welt.«

Bei –4 glitten die Türen auf. Davor standen drei weitere junge Männer. Einer von ihnen winkte. Sie befanden sich in einem unterirdischen Krankenhauskomplex, gebaut, um Kriegsgewalt zu trotzen, mit schneeweißen Gängen, langen LED-Lichtbalken, vergitterten Klimaanlagen und fensterlosen Türen, die zu unbekannten Räumen führten.

Jaap war der Einzige, der Lederschuhe trug; seine Schritte konnte man zählen. Sie bogen in einen Seitengang ein.

Dort wartete Barbara Ben Zion, umgeben von weiteren Leibwächtern. Natürlich, Barbara. Er hatte sie seit zehn Jahren nicht mehr gesehen. Aber warum war sie hier?

Hinter ihr drehte sich ein Mann in einem dunkelblauen Anzug zu ihm um. Schneeweißes, offenes Hemd. Die fleischigen Wangen, der auf einer Seite hochgezogene Mund, der ihm einen permanent ironischen Ausdruck verlieh. Das einnehmende Lächeln. Die totale Kontrolle. Die Gewissheit, dass er einen Platz in den noch zu schreibenden Geschichtsbüchern einnehmen würde.

Der Ministerpräsident sagte: »Was für eine Ehre, Professor.«

Jaap schüttelte die ausgestreckte Hand und blickte in die forschenden Augen des Ministerpräsidenten.

Barbara schüttelte Jaap ebenfalls die Hand, kein Kuss auf die Wange, keine Vertraulichkeiten.

»Jaap«, sagte sie.

»Wir können uns hier einen Moment setzen«, sagte der Ministerpräsident mit einer einladenden Geste in Richtung einer offenen Tür.

7

Jaap betrat den Raum. Keine Fenster, kein Bild an der Wand, ein kleiner, quadratischer Resopaltisch mit drei Stühlen, Wasserflaschen. Keine Knabbereien.

Sie setzten sich.

Der Ministerpräsident nickte Jaap zu und lächelte.

»Ich bin froh, dass Sie sich die Zeit genommen haben herzukommen, Professor. Es ist eine heikle Angelegenheit von größter Wichtigkeit. Ich habe Barbara als Ihre Kollegin hinzugebeten.«

»Sie müssen wissen«, sagte Jaap überraschend zaghaft, »dass ich im Ruhestand bin.«

Barbara nickte und sagte: »Das habe ich dem Ministerpräsidenten mitgeteilt. Aber deinem Talent und deiner Expertise tut das keinen Abbruch.«

»Die hast du doch auch, ich dagegen nicht mehr«, erwiderte Jaap.

Er war nervös. Lächerlich! Aber die Gegenwart des berühmt-berüchtigten Ministerpräsidenten machte ihn unsicher. Nervosität passte nicht zu Jaap Hollander.

»Es geht um etwas sehr Spezifisches«, sagte Barbara. »Und darin bist du der Beste.«

»Worin?«, fragte Jaap.

Barbara blickte abwartend zum Ministerpräsidenten.

Dieser ließ Jaap nicht aus den Augen und sagte mit seiner sonoren Stimme und in breitem amerikanischen Englisch mit hebräischem Einschlag: »Ich werde es Ihnen erklären.«

Danach legte er eine Kunstpause ein. Er war der womöglich beste politische Redner der Welt. Und er konzentrierte sich voll auf Jaap.

Der Ministerpräsident sagte: »Es geht um Frieden. Zu dem wir einen Beitrag leisten können.«

Er deutete erst auf Jaap, dann auf Barbara, dann auf sich.

Was für ein Schauspieler!, dachte Jaap. Blödsinn, Frieden. Was hatte das mit ihm zu tun?

Der Ministerpräsident fuhr fort: »Aber vor allem Sie. Sie haben Fähigkeiten, von denen Barbara sagt, dass sie sonst niemand besitzt. Wir haben sämtliche Ihrer Kolleginnen und Kollegen konsultiert. Barbara hat uns beraten. Jedes Mal erhielten wir die gleiche Antwort. Es sei zu gefährlich, ja aussichtslos. Selbst wenn man eine solche Operation eine Million Mal durchführte, würde sie eine Million Mal scheitern, außer mit Glück in einem einzigen Fall nicht. Und genau diese eine Chance könnten Sie uns bieten, so haben uns viele Spezialisten gesagt. Barbara?«

»Jaap, du hast das schon ein paarmal gemacht, zuletzt vor drei Jahren.«

»Was denn?«

»Eine arteriovenöse Fehlbildung.«

»Aber so etwas operiert man heutzutage überall.«

»Nicht, wenn sie so tief liegt und so gefährlich ist. Dann geht niemand das Risiko ein. Aber wenn du hörst: Aussichtslos – krempelst du die Ärmel hoch.«

»Stimmt nicht. Ich habe auch abgelehnt, wenn mir eine Operation hoffnungslos erschien, wenn ich nicht helfen konnte.«

»Aber nicht so oft wie andere«, entgegnete Barbara.

»Wo?«

»Linkstemporal, mit Malformationen von Gefäßen bis in den Hirnstamm.«

Jaap schwieg einen Moment lang. Eine unmöglich zu operierende Stelle. Die Betroffenen konnten damit alt werden, aber in den meisten Fällen geschah das nicht. Ein Gewirr von fehlgebildeten Blutgefäßen war an dieser Stelle chirurgisch sehr schwer zu erreichen. Selbst eine endovaskuläre Behandlung, bei der ein Schlauch durch ein Blutgefäß im Bein bis zum Kopf geschoben und die Anomalie dort verschlossen wurde, war manchmal nicht möglich.

Jaap fragte: »Wie alt ist der Patient?«

Er wusste es schon, bevor Barbara geantwortet hatte. Er sah, dass sie einen Moment mit sich rang, aber dann brachte sie es heraus: »Siebzehn.«

Jaap schluckte und sah einen Moment weg: »Mädchen?«

»Mädchen.«

Welches Mädchen war so wichtig, dass sie sich in diesem Bunker über sie beraten mussten?

Der Ministerpräsident sagte: »Professor, ich weiß vom Verschwinden Ihrer Tochter. Es wurde alles getan, um sie und den jungen Amerikaner zu finden. Es tut mir leid, dass wir damals nicht weitergekommen sind.«

Jaap griff nach einer Flasche Wasser und nahm einen Schluck. Dann sagte er: »Und jetzt der Kontext. Warum dieser Aufwand? Die Vertraulichkeitserklärung? Warum Sie, Herr Ministerpräsident? Geht es um eine Verwandte von Ihnen?«

»In diesem Fall hätte ich Sie vielleicht ebenfalls um Hilfe gebeten, aber ohne das, was Sie als Aufwand bezeichneten. Nein, es geht um eine junge Araberin. Um genau zu sein:

die Tochter eines saudischen Prinzen. Sie ist hochbegabt. Sie ist hinreißend. Und ihre Familie hat beschlossen, dass sie ihr Land in die Zukunft führen soll. Eine gleichberechtigte Zukunft von Mann und Frau im Land des Propheten, mit völliger Gleichstellung der Geschlechter. Stellen Sie sich vor, in dreißig, vierzig Jahren darf sich eine Frau Königin von Saudi-Arabien nennen! Die Veränderungen wären tiefgreifend. Und zwar zum Besseren. Verstehen Sie das? Das ist nicht irgendein Mädchen. Auf ihr ruhen die Hoffnungen des gesamten Nahen Ostens! Diese Pläne hat man mit ihr. Nur wenige wissen das, der kleine Kreis um den Prinzen behält es für sich. Und jetzt wissen auch Sie es. Aber ... Barbara?«

Barbara fuhr an seiner Stelle fort: »Plötzlich hat sie epileptische Anfälle bekommen. Die neurologische Untersuchung ergab eine angeborene Gefäßfehlbildung; lange Zeit wusste man nichts davon, bis jetzt. In ihrem Heimatland wagt sich kein Spezialist an sie heran. Manche fürchten um ihr Leben, sollte sie auf dem Operationstisch sterben. Es wurde in ganz Europa nach einem Spezialisten gesucht. Auch in Amerika ...«

»Überall?«, fragte er.

Er dachte an Little Rock in Arkansas. Dort hatte sich Mahmut Gazi Yaşargil nach seiner Zeit in Zürich niedergelassen. Er stammte aus der Türkei, und Jaap hatte gehört, dass er noch praktizierte. Jaap hatte ein Praktikum bei ihm in Zürich absolviert, als Yaşargil noch forschte und lehrte. Der Vater der Mikroneurochirurgie. Er hatte Tausende von Neurochirurgen ausgebildet.

»Ich habe Professor Yaşargil kontaktiert«, kam ihm Barbara zuvor. »Er sagte, wir sollten die Finger davon lassen. Aber als ich deinen Namen erwähnte, meinte er, eigentlich sei es unmöglich, aber wenn es überhaupt jemand schaffen könne, dann Professor Hollander. Er bat mich, dir Grüße von ihm auszurichten. Du seist ein Zauberer.«

»Wissen Sie«, sagte der Ministerpräsident, »der Prinz persönlich ist an uns herangetreten. Selbstverständlich erst, nachdem er sich überall sonst auf der Welt umgehört hatte, wie er klargestellt hat. Wir sind seine letzte Option. Die letzte Hoffnung. Wenn diese Operation gelingt, hier bei uns, durchgeführt von Ihnen, könnte es …«

Er sprach das Wort zum zweiten Mal aus: »Frieden geben.«

»Und wenn die Operation misslingt?«

Der Ministerpräsident schüttelte den Kopf: »Das wird sie nicht, wenn Sie sie ausführen. Vollkommen ausgeschlossen.«

»Wo ist die Patientin jetzt?«

»In einer Klinik in Riad.«

»Herr Ministerpräsident, ich bin im Ruhestand«, versuchte Jaap es erneut.

»Zwangspensioniert. Wenn es nach Ihnen gegangen wäre, hätten Sie einfach weitergearbeitet, oder? Sie können Ihre Arbeit hier fortsetzen, das Hadassah wird eine Stelle für Sie schaffen. Sie können praktizieren, solange Sie wollen.«

»Ich spreche kein Iwrit.«

»Das kriegen wir schon hin. Der Scheich hat ein Vermögen zur Verfügung gestellt, ein arabisches Vermögen, wohlgemerkt. Es bietet Ihnen grenzenlose Möglichkeiten. Sie können hier neurovaskuläre Forschung betreiben, ein Team zusammenstellen, die besten und modernsten Apparate anschaffen!«

»Jaap«, sagte Barbara und legte ihm eine Hand auf den Arm. »Überlegst du es dir?«

Er fragte: »Wie lange hat sie noch?«

»Das wissen wir nicht. Es scheint, dass die AVM instabil ist und kleinere Blutungen aufgetreten sind, *warning leaks*. Es gibt ein paar Schwachstellen, und wenn es zu einer größeren Blutung kommt ... Eine tickende Zeitbombe. Je früher du operierst, desto besser.«

»Das kommt alles sehr plötzlich für mich«, sagte Jaap.

Der Ministerpräsident fragte: »Wie viel Zeit brauchen Sie, um eine Entscheidung zu treffen?«

»Ich weiß es nicht«, antwortete Jaap. »So lange wie nötig. Ich habe diese Phase meines Lebens abgeschlossen. Ich renoviere gerade mein Haus, das muss fertig werden.«

»Dafür werden Sie bald Scharen von Handwerkern einstellen können, Professor.«

Jaap ging nicht darauf ein; er wollte die Arbeit an seinem Haus selbst erledigen.

Er fragte: »Wie ist Ihr Verhältnis zum Prinzen?«

»Wir respektieren uns gegenseitig. Wir haben uns etwa fünfzehn Mal getroffen. Auf einer seiner Yachten auf dem Roten Meer. Oder sonst irgendwo auf der Welt. Wenn der Moment günstig war. Vor zehn Tagen haben wir jedoch eine ganze andere Art von Gespräch geführt. Von Vater zu Vater. Darum geht es doch im Leben eines Mannes, nicht wahr, Professor? Verantwortung zu tragen, für Essen, Kleidung und Schutz zu sorgen. Er hat vier Söhne; dieses Mädchen ist seine Älteste, seine einzige Tochter. Sein Augapfel. Und er kann ihr nicht helfen. Sein Besitz ist grenzenlos. Aber darüber hat er keine Macht.«

»Haben Sie ein Bild von ihr?«, fragte Jaap.

Er bereute die Frage sofort.

Der Ministerpräsident stand auf und ging zur Tür, öffnete sie und hielt einem der Leibwächter die offene Rechte hin. Der Mann legte ein Handy hinein.

Der Ministerpräsident stellte sich neben den Tisch und suchte nach einem Foto, dann legte er das Handy auf den Tisch.

Die Augen waren die eines wunderhübschen, siebzehnjährigen arabischen Mädchens. Runde Wangen, volle Lippen und ein geheimnisvolles Lächeln. Erwartungsvoll. Wissend um die Intensität, die das Leben bringen wird. Noch frei von Enttäuschungen, Verrat und Ängsten. Und noch ohne die unauslöschlichen Erfahrungen, die sie eines Tages zur Mutter machen würden. Lange Haare, unverschleiert. Elizabeth Taylor im Alter von siebzehn Jahren?

Jaap schob das Handy dem Ministerpräsidenten zu, der sich wieder hingesetzt hatte.

»Ich muss nachdenken«, sagte Jaap.

8

Zweieinhalb Stunden später saß Jaap in seinem Zimmer im Beresheet, einen Sessel ans Fenster gerückt. Es war noch hell; jenseits der Terrasse und des flachen Kinderplanschbeckens lag draußen unter dem klaren blauen Himmel die offene Wunde, in der manche die Form eines Herzens erkannten. Jaap sah nichts dergleichen.

Im Hadassah hatten ihn der Ministerpräsident und Barbara zum Aufzug begleitet, dann war Rina mit ihm nach Mitzpe Ramon geflogen, um direkt anschließend wieder nach Jerusalem zurückzukehren: eine vollkommen unsinnige Aktion.

Derselbe Van mit demselben Fahrer wie am Morgen lieferte ihn eine halbe Stunde später am Beresheet Hotel ab.

Jetzt saß er hier, ein alkoholfreies Bier in Griffweite, und beschloss, dass er mit der ganzen Sache nichts zu tun haben wollte.

Heute Morgen hatte er auch schon hier gesessen, kurz vor seinem geplanten Treffen mit dem Geologen in der Lobby, und es fiel ihm nicht besonders schwer, die vergangenen Stunden zu einem Tagtraum verdampfen zu lassen, zu einem kuriosen und vielleicht sogar amüsanten Stolperschritt seiner Fantasie. Er war nicht für die hiesigen geopolitischen Verhältnisse verantwortlich. Er hegte eine gewisse Sympathie für den jüdischen Staat, aber zugleich empfand er den Wunsch, mit und unter Juden leben zu wollen, als irgendwie archaisch. Er hatte die Gemeinschaft nie vermisst, weder in Haarlem noch in Amsterdam noch in Weesp.

Doch offenbar stand er irgendwo auf einer Liste von Juden, denn er wurde gelegentlich zu einer Spendenaktion für eine jüdische oder israelische Sache eingeladen, aber er ging nie hin. Er war weder Mitglied einer jüdischen Gemeinde, noch besuchte er je eine Synagoge, es sei denn, sie war eine Touristenattraktion, wie die Altneuschul in Prag, deren Bau

1270 vollendet wurde. Die hatte er sich angesehen, weil er neugierig auf die Bautechniken der damaligen Zeit gewesen war. Lea dagegen … vielleicht hatte sie das gebraucht, um sich abzugrenzen, um ihre Persönlichkeit, ihren Charakter zu entwickeln, um eine Verbindung zu früheren Generationen herzustellen; spirituelle Vorstellungen, die in der Jugend ein paar Jahre lang oberste Priorität hatten. Ja, so dachte man, wenn man jung war und auf der Suche, wie es so schön hieß; jung und auf der Suche, murmelte Jaap vor sich hin.

Natürlich sollte er sich geschmeichelt fühlen, dass man ihn um Hilfe gebeten hatte, dass der Ministerpräsident selbst, der gewiefte Rhetoriker, sich die Mühe gemacht hatte, ihn zu gewinnen. Andererseits ging es um ein heikles Unterfangen; das Risiko, dass die Operation misslingen würde, lag im Grunde bei hundert Prozent. Laut Barbara hatte das Genie Mahmut Yaşargil behauptet, dass Jaap, der Zauberer, eine Chance habe, aber wenn er ihre Worte richtig interpretiert hatte, schwang auch bei Yaşargil tiefe Skepsis mit. »Wenn es überhaupt jemand schaffen kann, dann Jaap.« Niemand wagte die Operation, weil die Erfolgsaussichten gleich null waren, jede Chirurgin, jeder Chirurg würde dabei sich und sein Team in eine Tötungsmaschine verwandeln. Und damit würde der ewige Zorn des Hauses Saud auf die Täter niedergehen, und auf ihre Familien vermutlich auch, bis ins zehnte Glied.

Er hatte das Bedürfnis, sich die Beine zu vertreten, von etwas Leben und Fröhlichkeit umgeben zu sein, und so trank er im Café des Hotels, einem weitläufigen, luxuriösen und komfortablen Salon mit riesigen Fenstern und Blick auf den Krater – überall der Krater, immer der Krater –, ein Glas Weißwein, was er ansonsten praktisch nie tat. Danach bestellte er noch ein zweites und fühlte sich anschließend betrunken. Er blätterte in der *New York Times,* die auf einem kleinen Tisch lag, und aß ein paar Nüsse aus einem Schälchen. Nachdem die strenggläubige Familie mit den vielen rothaarigen Kindern der Ruhe ein Ende bereitet hatte, erhob er sich mühsam aus seinem Sessel.

Es dämmerte, als er an dem großen Pool vorbei zu seinem Zimmer schlenderte. Die untergehende Sonne sah er von hier aus nicht, aber der Himmel färbte sich rot und lila. Er ließ sich in einen Terrassenstuhl vor dem großen Fenster seines Zimmers sinken, dachte über die Bestandteile des Sonnenlichts und die Zusammensetzung der Atmosphäre nach und darüber, wie durch unsere vereinfachenden Augen ein Bild von der Welt geformt wurde, und schlief ein.

Weinend wachte er auf. Er wusste nicht einmal, was er geträumt hatte. Die Tränen kamen tief aus seinem Inneren, als ob er irgendwo ein Reservoir voller Tränenflüssigkeit mit sich führte, was natürlich nicht möglich war.

Was hatte er gesehen, was hatte er erlebt? Er konnte sich nicht erinnern.

Er erinnerte sich nie an seine Träume. Nicole hatte ihm das einmal mit den Worten »das kann doch nicht möglich sein« vorgeworfen. Als täte man das absichtlich, aus lauter Bosheit. Sie meinte, es liege daran, dass er keinen Zugang zu seinen Gefühlen habe, und er blaffte zurück, sie sei eine hohlköpfige Ameise, die sich nur in Klischees ausdrücken könne, und was um alles in der Welt das heißen solle, keinen Zugang zu seinen Gefühlen zu haben, darf ich mal kurz kotzen, hörte er sich sagen, kurz kotzen, nicht nur einmal, sondern mehrmals, ein Refrain in ihrer Ehe, dieses Kotzen. Wie oft hatte Lea das mit angehört? Nicht gut, nicht gut …

Mit steifen Gliedern saß er draußen auf seinem Terrassenstuhl. Es war zehn Uhr abends, er hatte stundenlang hier gehockt, unter dem schwarzen Himmel mit Sternbildern, die er nicht kannte. Aus dem Augenwinkel heraus sah er den Hund hinter dem Planschbecken liegen, mit einem Blick, den Jaap als Aufforderung verstand, ihm etwas zu trinken zu geben.

Der Hund, den er unten am Gedenkstein gesehen hatte, der Kraterhund.

Das Tier hatte offenbar nicht aus dem Schwimmbecken getrunken, vielleicht weil Chemikalien darin waren. Jaap wischte sich die Wangen ab und stand auf. Er wusste, was er zu tun hatte.

Er kehrte mit einer Schüssel Wasser zurück, stellte sie neben das Becken und setzte sich wieder hin. Der Hund erhob sich geschmeidig und trank das Wasser, als wäre es eine Selbstverständlichkeit.

Jaap hatte keine Ahnung, wie das Tier ihn gefunden hatte, ob es sich absichtlich dieses Zimmer ausgesucht hatte, weil er, der Wasserspender, sich hier aufhielt, oder ob es ein Zufall gewesen war. Zufall. Es war unverkennbar derselbe Hund, mit demselben weißen Strich zwischen den Augen.

Als das Tier seinen Durst gestillt hatte, legte es sich an der gleichen Stelle nieder wie zuvor. Der Hund beobachtete ihn, aber ohne Argwohn. Er vertraute darauf, dass Jaap ihn nicht wegjagen würde, was dieser auch nicht tat.

Er konnte mit Hunden nichts anfangen. Sie hatten zu Hause keinen Hund gehabt, und obwohl Lea Hunderte Male um einen gebettelt hatte, hatte er sich geweigert, so ein Tier ins Haus zu holen. Ihr Anblick bereitete ihm keine Freude, sie waren ihm nicht sympathisch, und er fand die blinde Liebe zu ihren Frauchen und Herrchen, die er gelegentlich bei den Hunden seiner Freunde beobachtet hatte, abstoßend. Aber dieser Hund störte ihn nicht. Er hätte für jedes durstige Säugetier das Gleiche getan und ihm etwas Wasser vorgesetzt. Der Hund lag entspannt da, den Kopf auf den Vorderbeinen, und ab und zu öffnete er ein Auge und schaute Jaap an.

Es wurde kühl, die Temperatur sank schnell, und Jaap holte sein Sakko. Als er zurückkam, war das Tier verschwunden. Das Seltsame war, dass er es nicht als unangenehm empfunden hatte, diesen Hund so nah bei sich zu haben, ein Lebewesen, das Wasser brauchte.

Am nächsten Tag kam der Geologe Dr. Kordevani ins Hotel, um mit ihm zu Mittag zu essen. Er studierte den Ramon-Krater schon sein Leben lang. An wen erinnerte er ihn? An Gene Hackman in *French Connection* vielleicht. Derselbe sture Gesichtsausdruck und derselbe muskulöse Körper eines Kämpfers.

Im Lauf der Jahre hatte Jaap selbst eingehende Recherchen angestellt, und sein Wissen war offenbar auf einem hohen Niveau, denn Kordevani konnte ihm wenig Neues erzählen, oder aber er ging davon aus, dass Jaap keine Details hören wollte. Der Geologe benutzte den Begriff ›Makhtesh Ramon‹, den hebräischen Namen des Kraters.

Nachdem er unzählige Millionen Jahre lang den Boden eines Ozeans gebildet hatte, hatten die Bewegungen der tektonischen Platten und Klimaveränderungen diesen Teil des Negevs allmählich austrocknen lassen. Der Krater war also nicht durch einen Meteoriteneinschlag entstanden, sondern durch Wasserströmungen oder Erosion. Es wimmelte nur so von Meeresfossilien darin. Wildesel und Steinböcke fanden an der Saharonimb-Quelle Wasser, und auch Gazellen, arabische Wölfe und Hyänen streiften umher.

Jeder Quadratmeter sei kartiert worden, sagte der Geologe.

Jaap fragte ihn nach den Flutwellen.

Diese seien aufgrund der Art der Regenfälle unberechenbar, und es sei schwer vorherzusagen, wo eine Flutwelle auftreten werde, aber es hätten sich Flussbetten gebildet. Im letzten Frühjahr habe es eine solche Flutwelle gegeben. Die von 2018 sei die schlimmste gewesen und habe nach zwei Tagen Regen neun Opfer gefordert, alles junge Leute.

Jaap wollte auch mehr über die Höhlen wissen.

Kordevani erklärte ihm, dass diese gründlich erforscht seien, aber in den letzten zwanzig Jahren habe sich die Technik so weit verbessert, dass unter Umständen neue Gänge und Höhlen gefunden werden würden.

Ob die Erforschung kostspielig sei?

»O ja. Es kostet Hunderttausende von Dollar, bis zu einer Million, um ein Team zusammenzustellen, einen Forschungsplan zu erstellen und ein Jahr lang arbeiten zu können. Es handelt sich um ein riesiges Gebiet, das man zwei, drei Jahre lang mit acht bis zehn Leuten untersuchen müsste.«

Also Millionen?

Der Geologe nickte.

»Drei Millionen?«

»Ja«, sagte der Geologe.

Jaap fragte, ob er das Budget berechnen könne. Jeder Quadratmeter des Kraterbodens und alle Löcher und Höhlen müssten untersucht werden.

Das sei kostspielig und erfordere viel Zeit, sagte Dr. Kordevani.

Jaap wiederholte seine Bitte, einen Kostenvoranschlag zu erstellen.

Der Geologe hielt es für angemessen, dass Professor Hollander dreitausend Dollar für das Gutachten bezahlte.

»Einverstanden«, sagte Jaap. »Wie lange brauchen Sie für Ihre Einschätzung?«

»Etwa zwei Wochen. Professor ... es ist zehn Jahre her, dass Ihre Tochter verschwunden ist. Zusammen mit dem jungen Amerikaner«, sagte der Geologe.

»Stimmt.«

»Was glauben Sie zu finden?«

»Hinweise darauf, was sie in dieser Nacht gemacht haben«, antwortete Jaap.

»Die Chance, dass sie noch leben, ist gleich null, Professor. Wenn wir etwas finden, werden es Überreste sein. Ich will Ihnen da nichts vormachen.«

Natürlich hatte Jaap darüber nachgedacht, und er hatte

sich mit Nicole deswegen gestritten. Er habe null Kontakt zu seinen Gefühlen! Nicole hatte ihn angeschrien, dass Lea und Joshua das Recht auf ein Grab hätten. Aber das war nicht der Grund, warum er jedes Jahr hierhergefahren war. Bei jedem seiner Besuche starrte er tagelang auf den Krater und überlegte, welche Möglichkeiten es noch gäbe, sie wiederzufinden. Hatte er all die Jahre geglaubt, dass sie noch am Leben waren? Ja. All die Zeit. Der Geologe konnte seine Überzeugung nicht erschüttern. Musste es ein Begräbnis geben? Nein. Sie war irgendwo. Beerdigung, dachte er. Klingt irgendwie tröstlich.

»Wenn so viel Geld zusammenkommt«, fuhr der Geologe fort, »und wir mehrere Jahre lang arbeiten können, dann besteht die Chance, dass wir Überreste oder vielleicht Reste von Überresten finden. Professor, zehn Jahre, in diesem Klima und bei den vielen wilden Tieren, die es hier gibt, da muss man sich darüber im Klaren sein ...«

»Vor ein paar Jahren ist ein Brite verschwunden, da unten im Krater. Man hat sein Fahrrad gefunden, aber weder sein Handy noch seinen Schlafsack noch sein Zelt. Auch diese Untersuchung ist noch nicht abgeschlossen. Nein, sie leben noch irgendwo«, sagte Jaap ohne einen Hauch von Zweifel. »Die Frage ist nur: Wo?«

Er schrieb eine WhatsApp an Rina, und sie erschien noch vor Einbruch der Dunkelheit im Café des Beresheet.

Nein, nicht Reese Witherspoon. Rosie Perez, dachte Jaap, eine kleine Latina mit der Energie eines Atomkraftwerks.

Sie bestellte Tee, er ein Glas Weißwein. Zu Hause trank

er nie. Niemals. Es hatte einfach nie in seinen Lebensrhythmus gepasst. Wenn er Alkohol zu sich nahm, dann hier, in diesem überteuerten Hotel. Fünfzehn Dollar für ein Glas Wein.

Er sagte, er müsse sich mit den CT- und MRT-Angiogrammen befassen, also mit der gesamten Struktur der zuführenden, ableitenden und missgebildeten Blutgefäße. Er gehe davon aus, dass bereits alles, was technisch möglich sei, um die Malformation abzubilden, geschehen sei. »Auch in 3D?«

Rina nickte. »Auch in 3D.«

»Ich brauche das gesamte Material hier im Hotel. Ich muss mich in allen Einzelheiten damit auseinandersetzen. Vorbereitung ist das A und O; sie entscheidet zu einem großen Teil über das Ergebnis.«

»Ich werde dafür sorgen, dass Sie alles erhalten.«

»Ich kann nichts versprechen«, fuhr Jaap fort. »Erst muss ich die Unterlagen haben.«

»Ich verstehe.«

»Und dann muss ich das Mädchen sehen. Ich will sie selbst untersuchen.«

»Dafür müssen Sie nach Riad reisen.«

»Dann werde ich das tun. Ich nehme an, dort gibt es gute Leute?«

»Soweit ich weiß, ja.« Sie machte sich Notizen.

»Und ich will eine Garantie, dass, egal was passiert, wie das Ergebnis meiner Arbeit auch ausfällt, selbst wenn ich während oder nach der Operation tot umfalle, drei Millionen Dollar an ein von mir bestimmtes Projekt überwiesen werden. Das Geld muss vorher da sein, das möchte ich vertraglich vereinbaren. Aber zuerst muss ich mir sämtliche Aufnahmen und Untersuchungsergebnisse ansehen.«

»Ich kann mir nicht vorstellen, dass der Vater ein Problem mit den drei Millionen hat.«

Eines hatte Jaap vergessen zu fragen, und weder Rina noch der Ministerpräsident hatten es ihm gesagt: »Wie heißt die junge Frau?«

»Sie heißt Noora, mit Doppel-O. Manchmal wird der Name auch Nura geschrieben, mit einem ›u‹. Es ist die weibliche Form von Nur. Licht. Göttliches Licht. Das bedeutet es.«

»Licht«, sagte Jaap.

»Das könnte sie sein. Für alle in diesem Teil der Welt. Falls sie gesund wird«, sagte Rina.

»Und dafür trage ich die Verantwortung?«

»Das würde ich nicht sagen, Professor.«

»So kommt es mir aber vor. Der Weltfrieden, und ich könnte ihn sichern.«

Er bestellte noch ein Glas Wein und sagte: »Mein Vater war im Heizölgeschäft. Er befüllte die in der Erde vergrabenen Tanks in den großen Gärten der Reichen. Es war ein Beruf mit geringem gesellschaftlichen Ansehen. Er schleppte den bleischweren Schlauch von seinem Tankwagen über Kieswege und makellose Rasenflächen zu diesen Tanks. Was er pro Liter Heizöl verdiente, reichte gerade so aus, um uns vor dem Verhungern zu bewahren. Aber er schaffte es. Jeden Tag aufs Neue. Er arbeitete immer, außer von etwa vier Uhr am Freitagnachmittag bis Sonnenuntergang am Samstagabend. – Warum erzähle ich Ihnen das eigentlich?«

Sie lächelte freundlich und deutete mit einer Kopfbewegung an, dass sie es auch nicht wusste.

Da fiel es ihm wieder ein.

»Ich erzähle es Ihnen, weil sein Sohn nun den Weltfrieden in der Hand hält. Keinen dicken, groben Schlauch, der sich nur schwer ab- und aufwickeln lässt, keine mit Heizöl getränkten Arbeitshandschuhe. Sein Sohn trägt keinen stinkenden Overall, sondern Chirurgenhandschuhe an den Fingern und arbeitet mit einem Rhoton-Kit. Wissen Sie, was ein Rhoton-Kit ist?«

»Nein.«

»Jeder Neurochirurg besitzt sein eigenes OP-Besteck, mit dem er am liebsten arbeitet. Runde Klingen, Haken und Schieber, die perfekt in seine Hände passen. Präzisionswerkzeuge aus Titan. Mein Besteckset ist zu Hause. Ich müsste es kommen lassen. Ich brauche meine eigenen Dissektoren, Scheren, Spieße, Pinzetten. Sämtliche Apparate, das Navigationsmikroskop, der intraoperative CT-Scanner, alle Scans münden in den Werkzeugen zwischen meinen Fingern. Verstehen Sie das? Letztendlich geht es – wie soll ich sagen? – um meinen Pulsschlag, meinen Rhythmus …«

Rina fragte: »Rhoton, ist das eine Marke?«

»Albert Rhoton. Er war ein amerikanischer Neurochirurg. Ein Vorreiter, wie Mahmut Yaşargil. Er hat viele der Instrumente entwickelt, die wir verwenden. Vor allem bei Gefäßmalformationen und Aneurysmen. *Cranial Anatomy and Surgical Approaches* heißt sein Standardwerk. Er ist in einer Hütte in der Pampa aufgewachsen, ohne Strom und fließendes Wasser. So, jetzt wissen Sie das also auch.«

»Möchten Sie Ihre eigenen Instrumente verwenden?«

»Ich brauche mein eigenes Besteck! Ich habe jedes Teil selbst ausgesucht und manche sogar speziell für mich anfertigen lassen.«

»Ich verstehe«, sagte sie.

»Wirklich? Na ja, vielleicht«, sagte Jaap. Nach zwei Gläsern Wein war er betrunken. »Ich muss mir erst alles ansehen. Noora mit Doppel-O. Ach, Mädchen. Können Sie mir ein Bild von ihr mailen? Ich möchte ein Foto von ihr haben. Und wenn die Dokumentation solide ist, möchte ich sie persönlich kennenlernen. In Riad. Danach werde ich eine Entscheidung treffen. Wenn Sie die Nachricht erhalten, dass ich mein Rhoton brauche, wissen Sie, dass ich es mache. Aber ich will einen Vertrag. Drei Millionen. Für einen saudischen Prinzen sollte so ein Betrag doch kein Hindernis darstellen, oder?«

Rina sagte: »So viel verdient er pro Stunde, meine ich. Er hat übrigens einen höheren Betrag ausgeschrieben.«

»Mehr als drei Millionen?«

»Ich bin befugt, es Ihnen mitzuteilen, der Ministerpräsident ist einverstanden. Tausend Millionen Dollar. Eine Milliarde.«

Jaap verschlug es die Sprache. Etwa eine Minute lang blieb er stocksteif sitzen. Schweigend reichte er ihr die Hand; dann stand sie auf und ging, denn auch ihr war bewusst, dass Worte in dem Moment unangebracht waren.

Als er hinaus auf die Terrasse seines Zimmers trat, sah er den Hund. Er konnte keinen Schritt weiter; er war so erschöpft, dass er sich setzen musste.

Die späte Sonne, o die Sonne, nur noch das letzte Abendrot über dem Krater. Jaap wechselte einen Blick mit dem Tier, als ob sie gegenseitig ihre Gedanken lesen könnten.

Ja, die Sonne.

Lächelte das Tier genauso, wie Jaap jetzt lächelte?

Sie wandten sich beide wieder dem Licht zu. Dem göttlichen Licht.

Noora mit Doppel-O. Mühsam stand Jaap auf und füllte die Schüssel mit Wasser. Dann ließ er sich zurück in den Stuhl sinken und betrachtete das trinkende Tier.

Wasser.

9

Fünf Tage später bestieg Jaap um halb neun Uhr morgens die Maschine der Royal Jordanian nach Amman. Rina und ein Sicherheitsbeamter vom Ben Gurion hatten ihn zum Gate gebracht. Er war der Letzte beim Boarding und saß ganz vorne; der Sitz neben ihm blieb frei.

Das Flugzeug hob ab und setzte bereits nach zehn Minuten wieder zum Sinkflug an. Amman war nur hundert Kilometer entfernt, aber niemand hatte Lust, die Grenzposten in Jordanien zu passieren und mit dem Taxi weiter nach Amman zu fahren.

Nach fünfundzwanzig Minuten war der Airbus A320 wieder am Boden. Jaap wurde von drei Männern erwartet, alle mit Schnurrbärten, schwarzen Anzügen, weißen Hemden, schwarzen Krawatten und vollendeten Manieren. *Men in Black*, dachte Jaap. Sein Handgepäck, eine Tasche, die Rina ihm besorgt hatte, gab er nicht ab, sondern trug sie selbst. In einem weißen Suburban wurde er zu einem anderen Teil des Flughafens gebracht.

Dort wartete eine dreimotorige Falcon 900, ein großer Privatjet aus französischer Produktion, Standardgeschäftsreiseflugzeug der Reichen. Im Inneren des Jets wurde er von einem Mann begrüßt, der sich als »Vertreter der Familie« vorstellte und ein langes weißes Gewand trug, eine Thobe. Er erinnerte Jaap an den großartigen Schweizer Schauspieler Bruno Ganz, der so viele Filme bereichert und Hitler in *Der Untergang* gespielt hatte – unvergesslich. Jaap empfand sofort Sympathie für dessen saudischen Cousin. Auf seinem Kopf trug der Mann eine weiße Kappe, eine Kofia. Jaap hatte die Begriffe recherchiert.

Ganz' Cousin führte ihn zu einem wuchtigen braunen Ledersessel, dem Hauptsitz des Flugzeugs, der mittig in der Kabine stand. Der Saudi selbst setzte sich auf einen Sitz mit dem Rücken zur Bordküche, das wohlwollende, freundliche Gesicht Jaap zugewandt.

Die Klappe wurde geschlossen, und das Flugzeug rollte an.

Es waren knapp zwei Stunden bis nach Riad.

Im Beresheet hatte Jaap die Scans und Berichte studiert. Noora hatte allmählich die Kontrolle über ihren Körper verloren, was typisch für diese Art von zerebraler Malformation war. Sie stolperte, fiel ständig hin und litt unter stechenden Kopfschmerzen. Die Bilder ihres Gehirns zeigten, dass sie an einer arteriovenösen Fehlbildung im Gehirn litt, und zwar nicht irgendwo, sondern von der linken Hemisphäre bis zum Hirnstamm. Sie war mit Bestrahlungen behandelt worden, dann hatte man versucht, das Gehirn über ein Blutgefäß in ihrer Leiste zu erreichen, um die Versorgung des missgebildeten Gefäßgewirrs zu unterbrechen, aber es war nicht gelungen. Ein Verschluss hätte bedeutet, dass das gesunde Hirngewebe keinen Sauerstoff mehr erhielt. Lähmungen, Wesensveränderungen, alles konnte daraufhin passieren. Nur eine Operation, bei der ein Bypass eingesetzt wird, könnte eine Heilung bringen, doch die Erfolgschancen waren extrem gering, ja eigentlich nicht vorhanden. Um die Stelle mit dem wuchernden Blutgefäßknoten zu erreichen, mussten die erfahrensten neurochirurgischen Finger, die es auf der Welt gab, Teile des Gehirns auseinanderklammern, Blutgefäße vorübergehend verschließen, neue Blutgefäßbahnen anlegen und das alles, ohne Schaden anzurichten. Selbst wenn die Operation erfolgreich verlief, die richtigen Bypässe gelegt waren und die abnormen Blutgefäße entfernt werden konnten, bestand die Möglichkeit, dass die junge Frau anschließend gelähmt war, erblindete oder nicht mehr sprechen konnte – denn auch den versiertesten Spezialisten war bis heute nicht klar, wie und wo Schäden entstehen konnten, wenn das Universum des Gehirns auf diese Weise gestört wurde.

Nachdem sich Jaap in seinem Hotelzimmer mehrere Stunden lang mit den Untersuchungsergebnissen beschäftigt hatte, wusste er, dass es ein hoffnungsloser Fall war. Aber er nahm den Auftrag an, weil »sie«, um wen es sich auch handeln mochte, versprochen hatten, dass er in jedem Fall, unter allen Umständen, drei Millionen Dollar erhalten würde, genug, um dem Geologen seine Forschungen zu finanzieren. Er hatte sich gedacht: Was auch immer passiert, ich muss dieses Geld haben! Er sollte eine Kopie seines Passes mailen. Vierundzwanzig Stunden später öffnete er eine E-Mail der First Abu Dhabi Bank in Dubai und musste eine elektronische Unterschrift senden. Dann kam ein Kontoauszug, der eine Einzahlung von drei Millionen Dollar auf ein sogenanntes Zwischenkonto bei einer saudischen Bank auswies. Dieser Betrag würde ihm zu einem späteren Zeitpunkt ausgezahlt werden.

Jaap wollte noch einmal eine Analyse der Gefäßmissbildung mithilfe einer Standarduntersuchung, einer zerebralen Angiografie, vornehmen, bei der die Blutgefäße durch Kontrastmittel auf dem Röntgenbild sichtbar gemacht werden. Dafür brauchte er eine Kollegin oder einen Kollegen aus der Interventionsradiologie mit dem Spezialgebiet Neuroradiologie. Während Jaap in der Falcon unterwegs war, wurde Noora zum Hauptstandort des King Faisal Specialist Hospital in Riad gebracht. Die junge Frau kannte die Prozedur; sie hatte sich ihr schon mehrmals unterziehen müssen. Nach einer Spritze zur örtlichen Betäubung in die Leiste wird die Schlagader mit einer dünnen Nadel punktiert und über einen Führungsdraht eine Einführhülse in die Leistenschlagader eingelegt. Über diese wird ein Angiografiekatheter bis in die hirnversorgenden Gefäße im Halsbereich geführt. Unter Kontrastmittelgabe durch den Katheter können dann die Gefäße durch die Röntgenstrahlung dargestellt werden, und man sieht auf den CT-Scans genau die Komplexität der abnormen Blutversorgung des Gehirns und das Ausmaß der AVM.

Jaap wollte Noora beobachten und persönlich bei der

Untersuchung anwesend sein; er wollte wissen, ob die Erfolgsquote bei eins zu einer Million oder eins zu tausend Millionen lag, er wollte feststellen, ob die junge Frau nicht womöglich schon zum Tode verurteilt war und keine Chance auf Begnadigung hatte.

Am Flughafen in Riad stand erneut ein weißer Suburban bereit, und ebenso wie ein paar Tage zuvor wurde Jaap mit einem Hubschrauber – einem für den Zivilgebrauch braun lackierten Black Hawk – auf das Dach eines Krankenhauses geflogen. Von der weitläufigen Stadt sah er nur wenig.

Nach der Landung auf dem Deck wurde Jaap von Sicherheitsleuten auch hier hinunter in unterirdisch gelegene Stockwerke gebracht. Dort befanden sich die königlichen Behandlungsräume.

Jaap hatte nach der Reise zunächst gebeten, ein Badezimmer benutzen zu dürfen. Das, wohin man ihn brachte, war designt wie in einem Fünf-Sterne-Luxushotel. Die Duscharmaturen bestanden vermutlich aus Gold; Boden und Wände waren mit prächtigem Marmor verkleidet. Nachdem er Kittel, Maske und OP-Haube angezogen hatte und in schneeweiße Turnschuhe geschlüpft war, wurde er durch breite Gänge mit Dutzenden von Kameras an den Decken zum Radiologieraum geführt.

Noora war schon vorbereitet.

Die Interventionsradiologin trug Abaya und Kopftuch, aber keinen Gesichtsschleier und war, wie er nach ihrem ersten Austausch feststellte, offenbar eine kompetente Kollegin. Sie sprach fließend Englisch, besser als er selbst, und hatte ihren Postdoc in Harvard gemacht. Ihr Team, so erkannte er, bestand ausschließlich aus Frauen, vermutlich wegen des Geschlechts der Patientin.

Halina Reijn, genau, das war es – die Interventionsradiologin erinnerte ihn an die niederländische Schauspielerin; in der Regel verglich er andere bei der ersten Begegnung mit amerikanischen Filmstars, aber bei der Radiologin fiel ihm sofort Halina ein.

Als die Nadel in Nooras Leiste eingeführt wurde, durfte er nicht anwesend sein, konnte das Geschehen aber in einem Nebenraum auf dem Monitor verfolgen.

Das Kontrastmittel verteilte sich.

Im Zentrum von Nooras Gehirn wurde das Gewirr der missgebildeten Blutgefäße sichtbar, dessen Kern so groß wie ein Ei war. Noora würde in jedem Fall leiden müssen, oder, wenn die Gefäßwände undicht wurden, an einer Blutung sterben.

In einem Nebenraum sahen er und die Radiologin sich im Stehen die Bilder auf einem Computer an. Sie wechselten kaum ein Wort, nichts konnte dieses erschütternde Bild beschönigen. Es war niemand außer ihnen anwesend. Anscheinend verstieß es nicht gegen die Regeln, dass sich ein Mann und eine Frau, die weder verwandt noch verheiratet waren, allein in einem Raum aufhielten.

Sie tranken starken Tee mit viel Zucker; dazu wurde Gebäck gereicht.

Die Minuten vergingen. Zwanzig. Dreißig.

Die Tür ging auf, schwarz gekleidete Security stand Spalier, und ein Mann in eleganter weißer Thobe schob ein Bett herein. Er trug einen kurz geschnittenen schwarzen Bart und keine Kopfbedeckung auf dem dichten, makellos frisierten schwarzen Haar. Er war groß, mindestens einen Meter neunzig. Die Thobe verhüllte seinen Körper, aber Jaap erahnte starke Muskeln darunter. Seine großen, schönen braunen Augen blickten offen und leicht spöttisch; Jaap fühlte sich an den israelischen Ministerpräsidenten erinnert. Stellte sich diese ironische Distanz quasi von selbst ein, wenn man so mächtig war?

Jaap erkannte ihn von den Bildern, die er gegoogelt hatte. Er wurde »der Herrscher« genannt. Ein Mörder und Freidenker. Ein Frauenfeind und Frauenbefreier.

Der Herrscher arretierte das Bett mit einem Fuß.

»Professor«, sagte er, schüttelte Jaaps Hand mit beiden Händen und sah ihm unverwandt in die Augen.

Jaap hatte über seine Allmacht gelesen, über seine grenzenlose Beharrlichkeit, wenn es darum ging, Feinde auszuschalten, und Jaap fühlte sich eingeschüchtert, obwohl der Mann sich ihm gegenüber freundlich verhielt.

Was sah Jaap jetzt in den Augen des Herrschers? War es Liebe?

»Das ist Noora, meine Tochter«, sagte er und ließ Jaaps Hand los.

Jaap beugte sich zur Seite, um die junge Frau auf dem Bett besser sehen zu können, und lächelte sie an, das Mädchen, das keine Zukunft hatte.

Sie erwiderte sein Lächeln, aber in ihren Augen las er die Angst; Jaap hatte sie schon oft gesehen, zu oft. Und es war unvermeidlich, dass er diese junge Frau von einer Sekunde auf die andere ins Herz schloss, als wäre sie seine eigene Tochter.

Der Herrscher fragte: »Wie ist es gelaufen, Professor?«

Das war die Frage, um die sich alles drehte. Die Frage der Fragen in diesem Raum. Die kosmische Frage.

Noora sah ihn auf eine Art und Weise an, die Jaap nicht ertragen konnte.

Er konnte nicht sagen, was ihm durch den Kopf ging, also sagte er, was sie hören wollte.

Was ihr Vater hören wollte. Was er selbst hören wollte.

»Noora«, sagte er mit festem Blick. »Ich werde dir helfen.«

»Wirklich?«, hörte Jaap den Herrscher neben sich sagen.

»Ja«, sagte Jaap, der die Augen nicht von dem Mädchen abwenden konnte.

Er sah die Veränderung in ihrem Gesicht. Sie schien von innen zu leuchten, ja es war, als hätte sich der Schatten des Todes in Licht aufgelöst. Allein durch ein Wort von Professor Jaap Hollander, dem Sohn des *oliejoodje*.

Der Herrscher packte ihn, schüttelte ihn heftig und rief überschwenglich: »Yes, yes, yes!«

Dann schlang er seine starken, jungen Arme um ihn. »Danke, danke, danke!«, brüllte er Jaap ins Ohr.

In der Ecke stand die Radiologin. Sie sah Jaap erschrocken an, sagte aber nichts.

Der Herrscher ließ ihn los und beugte sich über das Bett. Er umarmte seine leise weinende Tochter; es waren Tränen der Erleichterung. Sie verbarg ihr Gesicht in den Händen.

Jaap blickte auf seine unschuldigen Finger, oder waren sie schuldig? Noora war keine junge Elizabeth Taylor, wie er jetzt feststellte; sie glich jetzt eher einer dünnen Nathalie Portman oder einer jungen Winona Ryder. So ähnlich.

Es gab keine Nachbesprechung. Unmittelbar nach seiner Zusage flog der Black Hawk Jaap zum Flughafen. Die Falcon stand bereit, unterwegs wurden Snacks serviert, dazu zu Jaaps Überraschung ein Glas Grand Cru Montrachet. Der Cousin von Bruno Ganz zeigte ihm die Flasche und das Etikett, »zehntausend Dollar die Flasche«, fügte er hinzu.

In Amman bestieg Jaap den Learjet einer israelischen Fluggesellschaft, die offenbar eine Landeerlaubnis für die Ramon-Basis hatte.

Um halb elf war er zurück in seinem Zimmer. Wenige Minuten später rief der Ministerpräsident an.

»Professor Hollander … Sie glauben also, dass Sie der jungen Frau helfen können?«

»Ja«, log Jaap.

»Sind Sie sicher?«

»Ja.«

»Das ist ein bedeutender Moment, Professor. Bedeutend für unser Land, für diesen Teil der Welt.«

»Das hoffe ich«, sagte Jaap.

»Wir werden alles tun, um Sie zu unterstützen, Professor. Rina wird Ihnen in jeder Hinsicht behilflich sein.«

»Ich brauche zwei Kollegen, mit denen ich in den Niederlanden zusammengearbeitet habe. Sie müssen mir assistieren. Und ich muss mir die hiesigen Operationssäle ansehen. Ich brauche die optimale Umgebung.«

»Sie wollen den Eingriff in Israel durchführen?«

»Ja. Ich habe den Eindruck, dass man in Riad nicht genug Erfahrung hat.«

»Dann muss die junge Frau eingeflogen werden.«

Jaap schüttelte den Kopf, obwohl der Ministerpräsident es nicht sehen konnte. Es sei denn, es gab versteckte Kameras in seinem Zimmer.

»Nein, sie darf auf keinen Fall fliegen. Es könnte zu Komplikationen aufgrund des Luftdrucks kommen. Sie muss über Land transportiert werden.«

»Was sein muss, muss sein, sofern die Saudis damit einverstanden sind. Begeistert werden sie nicht sein. In Riad geht es absolut nicht?«

»Nein, tut mir leid.«

»Wann?«

»Sobald ich mit dem Operationsplan fertig bin. In etwa zehn Tagen, schätze ich. Vielleicht auch früher. Und … ich habe um einen gewissen … Betrag gebeten. Geht das in Ordnung?«

»Ich weiß von Rina, dass das bereits in die Wege geleitet wurde. Am besten, Sie klären alles Weitere mit ihr ab.«

»Gerne.«

»Noch etwas, Professor Hollander: Sie müssen strengste Geheimhaltung wahren. Die Sache ist äußerst heikel. Ihre Arbeit wird diesen Teil der Welt tiefgreifend verändern, verbessern, aber vorerst darf das niemand wissen. Es klingt paradox, aber es gibt keinen anderen Weg. Die Geheimhaltungspflicht gilt auch für Ihr Team, für sämtliche Beteiligten. Ich hatte bereits vorher ein gutes Verhältnis zum Prinzen, aber damit könnten wir unser Bündnis endgültig besiegeln. Ich habe vollstes Vertrauen in Ihre Fähigkeiten, Professor. Ich wiederhole noch einmal, was Barbara gesagt hat: Wenn es jemand schaffen kann, dann Sie. Mir fehlen die Worte, um auszudrücken, wie erleichtert ich bin. Ich danke Ihnen für diesen Tag! Und ich hoffe, Sie bald wiederzusehen. Schönen Abend.«

Der Hund war nicht da, aber vorsichtshalber stellte Jaap die Wasserschüssel draußen neben das Planschbecken. Er holte sich ein Glas Wein und setzte sich in einen Terrassenstuhl. Beigefarbenes Rattan auf einem dunklen Eisengestell, mit grauen Polstern, die Farbpalette der Region.

Er machte sich nichts vor: Der Prinzessin war nicht zu helfen. Aber die drei Millionen Dollar Honorar würden es ermöglichen, jeden Quadratmeter des Kraters, der zu diesem Zeitpunkt kaum mehr als ein Ehrfurcht gebietendes schwarzes Loch war, zu untersuchen, umzupflügen, abzutasten und zu betrachten/analysieren.

Wenn in diesem Land ein Soldat getötet wurde, wurde jahrelang versucht, die Leiche zurückzuholen, notfalls durch einen Austausch – Hunderte von lebenden Terroristen gegen die sterblichen Überreste eines toten jungen Mannes. Die Leiche musste zurückkehren, koste es, was es wolle. Der Tote musste eine Ruhestätte finden. Viele hatten auf ihn eingeredet: Von seiner Tochter seien höchstens noch Überreste geblieben. Sie meinten Knochen, den Schädel. Inakzeptable Bilder waren das. Undenkbar. Zum Wahnsinnigwerden.

In all den Jahren, die vergangen waren, hatte er niemals

am Zweck seiner Reisen hierher gezweifelt. Irgendwo lag der Schlüssel zum Geheimnis von Leas Verschwinden. War es die Flutwelle gewesen? Er würde niemals aufgeben. Niemals. Die halbe Welt konnte brüllen, dass er sein Mädchen ruhen lassen müsse und sie hier irgendwo im Boden rings um die Stadt einen letzten Stein bekommen solle, der daran erinnerte, dass sie existiert hatte. Dort liegt sie. Er sollte das Kaddisch sprechen. Nein.

10

Es gab kein Zurück mehr: Mit seinem Versprechen, der jungen Frau zu helfen, hatte Jaap einen Sog ausgelöst oder einen Sturm oder wie auch immer man es nennen mochte.

Er zog nach Tel Aviv ins Norman-Hotel um, das ebenso luxuriös war wie das Beresheet, wohnte in einer Suite, die fünftausend Dollar pro Tag kostete – er würde nie eine Rechnung sehen –, und ging nur aus, um die neurochirurgischen Stationen der großen Krankenhäuser zu besuchen. Alles wurde bezahlt und organisiert; Geld spielte keine Rolle.

Rina arrangierte sämtliche Termine. Die Krankenhäuser, die Jaap besichtigte, waren durchweg hochmodern ausgestattet und entsprachen den höchsten Standards. Am Ende entschied er sich für das Sourasky Medical Center im Herzen Tel Avivs. Warum, wusste er selbst nicht so genau. Er fühlte sich dort wohl, was in seiner rationalen Welt ein schwaches Argument war. Breite Gänge und geräumige Zimmer, und es lag mitten in einer Metropole – was zwar die Diskretion erschwerte, aber Rina versprach, alles Nötige zu arrangieren.

Neben Jaap und einem oder zwei seiner ehemaligen Kollegen, mit denen er noch nicht gesprochen hatte, würden insgesamt fünfundzwanzig bis dreißig Personen bei der Operation zugegen sein, einschließlich des Sicherheitspersonals. Die Israelis taten, was Israelis gerne tun: Sie gaben dem Projekt einen Namen. »Amsterdam Hope«.

Rina kümmerte sich um die Sicherheits- und Geheimhaltungsprotokolle. Nichts, was mit der Operation zu tun hatte, durfte durchsickern: Nooras Transport, die Grenzübertritte, die Lage des Krankenzimmers, die vierzehn Tage der unmittelbaren postoperativen Phase und weitere vierzehn Tage, bis sie transportfähig sein würde. Zweiundsiebzig Stunden nach der Operation, vielleicht auch erst weitere vierundzwanzig Stunden später, *wenn alles gut gegangen war,* sollte sie in eine Militärbasis im Negev verlegt werden, wo sie sich in einem Militärkrankenhaus sicher und in aller Ruhe erholen konnte. Die gesamte notwendige Ausrüstung würde dorthin gebracht werden.

Wenn alles gut gegangen war, hallte ihm immer wieder durch den Kopf … Jeder x-beliebige Neurochirurg konnte anhand der Scans erkennen, dass er einen Riesenfehler machte und die Erfolgsaussichten gleich null waren. Doch sein Name war ihm vorausgeeilt; er war als Zauberer bekannt, der schon in der Vergangenheit mehrmals tief im Gehirn das Unmögliche erreicht hatte. Ob er es noch konnte? Konnte er diesen tödlichen Aderklumpen wegzaubern, oder war er ein Hochstapler?

Das Norman-Hotel lag mitten in der Stadt, nur wenige Meter vom Rothschild-Boulevard entfernt, in dessen Mitte ein breiter, baumbestandener Grünstreifen mit Promenade, Spielplätzen und Radweg verlief. Gesäumt wurde er von ausladenden Flamboyantbäumen, die Schatten auf Bänke, Kaffeepavillons und sogar kleine Boccia-Plätze warfen. Unter den Bäumen, die für seinen Geschmack zu wild wucherten (er mochte schlanke holländische Stämme mit überschaubarem Geäst), verlief auf der einen Seite des Grünstreifens ein Fußweg und auf der anderen ein Fahrradweg, über den von Draufgängern gesteuerte E-Scooter sausten. Zu beiden Seiten des Grünstreifens führten schmale Fahrbahnen entlang, auf denen der Verkehr immer stockte.

Beim Spazierengehen begegnete er Paaren allerlei Geschlechts, oft am Handy oder mit einem Kinderwagen unterwegs. Hier wurde um die Wette geboren; überall sah man Babys und Kleinkinder – und zahlreiche Hundespaziergänger, die er verabscheute.

Während seines Aufenthalts ging er dreimal spazieren, und überall beobachtete er kackende und pissende Hunde, vor allem außerhalb der eingezäunten Hundefreilaufflächen. Noch nie zuvor hatte er in einer Stadt so viele Haushunde gesehen. Jeder hatte einen Hund, so schien es, von klein und zart bis groß und pelzig. Nicht immer wurden die Kothaufen weggeräumt; er sah, wie die Sandalen unaufmerksamer Passanten darin einsanken. Der Rothschild-Boulevard war als Schmuckstück Tel Avivs bekannt, aber vor allem war er ein Paradies für Hunde.

Neben orthodoxen Männern, die es immer sehr eilig hatten, liefen unzählige junge Frauen umher, die so gut wie nackt waren. Sie trugen eng anliegende Kleidung, bauchfreie Tops, und Jaap konnte sich nur darüber wundern. Sie gingen plaudernd an ihm vorüber oder sausten auf Fahrrädern oder Rollern vorbei, wobei ihm nichts verborgen blieb. Fast alle waren wunderschön. Es war verwirrend. War ihre Art, sich zu kleiden, ein Akt der Rebellion oder der Emanzipation? Er hatte schon seit einiger Zeit den Faden verloren, und seine Tochter konnte er nicht fragen, sofern er das überhaupt gewagt hätte. Diese Frauen weckten auch Erinnerungen daran, wie wild er es auf den Stationen mit den Frauen getrieben hatte, oder war der Begriff ›getrieben‹ abwertend? Krankenschwestern, Assistenzärztinnen, Kolleginnen. Er war überzeugt, dass er sich ihnen nie aufgedrängt hatte, aber die Norm hatte sich geändert, und was er sich damals in Form von Kommentaren, Vorschlägen und Berührungen erlaubt hatte, würde heute als übergriffig gelten, vermutete er. Er war davon überzeugt, dass in den Krankenhäusern, in denen er gearbeitet hatte, die Frauen genauso wild auf Sex gewesen waren wie die Männer, aber vielleicht war dieser Glaube von männlicher Einfalt geprägt, und er war stets von falschen Prämissen ausgegangen.

Auf dem Platz am Ende des Rothschild-Boulevards, neben den Gebäuden des Nationaltheaters, schwenkten Gruppen von Menschen israelische Flaggen, aber auch Regenbogenfahnen und sogar rote Fahnen mit Hammer und Sichel. Er hatte in der *Jerusalem Post* von einem erbitterten Kampf um die Position des Obersten Gerichtshofs gelesen; Reformgesetze waren vom Kabinett des Ministerpräsidenten beschlossen und vom Parlament verabschiedet worden.

Das Wesentliche daran entging Jaap. Das Volk sei entzweit, das Land gespalten und in seinen Grundfesten bedroht, hatte er gelesen. Auf den Straßen jedoch beobachtete er, wie sich die Superfrommen und die Superfrauen gegenseitig tolerierten. Vielleicht war es anders, wenn man hier lebte und den jeweils anderen entweder für seine Frömmigkeit oder umgekehrt für seine Nacktheit verachtete. Jaap ging das alles nichts an.

Das Geld auf seinem Konto bei der First Abu Dhabi Bank war freigegeben, und nachdem Rina für ihn ein Konto bei einer Filiale der Bank Hapoalim am Rothschild-Boulevard eröffnet hatte, überwies er die drei Millionen Dollar auf dieses Konto. Jaap hatte zwar eigenes Geld, aber es steckte in den Mauern seines Hauses in Weesp. Er hatte ein stattliches Vermögen für seine Altersvorsorge angehäuft, von der jedoch ein Teil an Nicole ging, auch wenn sie inzwischen einen gut bezahlten Job als Anwältin hatte. Aber drei Millionen Dollar in bar waren eine andere Hausnummer, und sie waren für seine Tochter bestimmt.

11

Sechs Tage nach seinem Besuch in Riad brachte ihn ein Learjet nach Amsterdam. Die Maschine konnte zehn Passagiere befördern, aber abgesehen von der Besatzung war Jaap der einzige Reisende an Bord. Eine Flugbegleiterin kam regelmäßig mit Snacks und Getränken aus der Bordküche, aber er wollte nichts. Es war eindeutig Betrug, was er da machte. Das Mädchen konnte nicht gerettet werden.

Er hatte allen den Kopf verdreht – es war nicht das erste Mal, dass er diese Metapher benutzte, aber sie traf ins Schwarze –, und nun musste er die Konsequenzen tragen.

Er hatte ein paar Termine in den Niederlanden und wurde in einem Privatjet hin- und hergeflogen, was pro Strecke wahrscheinlich um die hunderttausend kostete.

Übermorgen musste er wieder in Tel Aviv sein; in vier Tagen würde die junge Frau abends gebracht werden. Ihr Vater würde dort sein, inkognito, wie man ihm versichert hatte, und auch der Ministerpräsident hatte sein Erscheinen angekündigt. Jaap forderte eine Tragödie heraus, einen Konflikt, der zu gewalttätigen Auseinandersetzungen zwischen Israel und Saudi-Arabien führen konnte. Ausgelöst von ihm, Jaap, dem Sohn des Heizölmannes, dem Chirurgen, der in seiner Jugend von irgendeiner Krankenschwester mit Al Pacino verglichen worden war. Dieser fidele Senior, so hatte Jaap an Bord des Learjets gelesen, war inzwischen noch einmal Vater geworden. Auf dem Foto sah Pacino wie ein altes Wrack aus, na klar, er war dreiundachtzig, sein Gesicht von Altersflecken gesprenkelt, aber immerhin hatte er noch Haar auf dem Kopf, volles Haar, schwarz gefärbt, aber dennoch.

Im Grunde war das, was Pacino tat, harmlos: Er hatte eine junge Frau geschwängert. Angesichts seines Alters und seines ausufernden Lebensstils als Hollywoodstar könnte er jederzeit tot umfallen, aber er hatte wenigstens keinen Krieg auf dem Gewissen. Wer sich hier Vorwürfe zu machen hatte, war ganz allein Jaap.

Unter Umständen würden Tausende von Soldaten und Zivilisten sterben, nur weil Jaap wollte, dass der Ramon-

Krater gründlich untersucht wurde. Aber er konnte seine Tochter nicht aufgeben. Dieser Gedanke war ihm unerträglich. Dann eben Krieg, dachte er. Die Konsequenzen interessierten ihn keinen Deut. Wenn sie ihn aus Rache töten wollten, na gut. Hauptsache, Lea kam nach Hause.

Er hatte in Hilversum einen Termin bei seinem Notar, um festlegen zu lassen, was mit den drei Millionen nun geschehen sollte. Und er würde Geertje um Rat fragen, wie er das Geld am besten unterbringen könnte. Lieber nicht in Israel, sondern doch in Dubai? Vielleicht auf Zypern? Und er wollte mit Carolien und Jasper sprechen, den beiden besten Neurochirurgen, die er ausgebildet hatte. Einen von ihnen wollte er dabeihaben. Oder beide. Er hatte vor, ihnen hunderttausend aus eigener Tasche für einen Einsatz in Tel Aviv zu bezahlen. Mit den Informationen würde er sparsam umgehen. Wenn sie die Bilder und Scans sahen, wüssten sie sofort, dass die Operation in ein Drama münden würde, daher musste sich Jaap eine überzeugende Geschichte überlegen, warum die Operation unumgänglich war und warum sie so ungewöhnlich gut bezahlt wurde. Hunderttausend. Drei Millionen. Eine Milliarde. Was für einen Vorwand würde er ihnen auftischen?

Sollte er sagen: Ein jüdischer Milliardär will unbedingt, dass seine Enkelin operiert wird, auch wenn es hoffnungslos ist? Aber war eins zu einer Million hoffnungslos? War die Chance, sein eigenes Kind in dieser trostlosen, felsigen Ebene zu finden, nicht geringer? Eins zu fünfhundert Millionen? Eins zu einer Milliarde? Es gab eine Chance, die Prinzessin zu retten, und Jaap, der Sohn des *oliejoodje,* war der Einzige auf der Welt, der diese Eins-zu-einer-Milliarde-

Chance ergreifen konnte. Sie war nicht gleich null. Zu diesem Moment hatten ihn sein Leben und seine Karriere hingeführt. Es gab eine Chance. Oder?

Carolien Bergsma und Jasper Houtman waren die beiden neurochirurgischen Fachleute, die er an seiner Seite haben wollte. Carolien war Meryl Streep und Jasper ein junger Clint Eastwood. Er brauchte auf jeden Fall Jaspers Zusage. Bei Carolien konnte es etwas komplizierter werden: Sie hatte im Gegensatz zu Jasper eine Familie.

Ein Auto mit Fahrer wartete am Flughafen Schiphol-Ost, wo hauptsächlich Privatjets landen. Man gewöhnt sich schnell an so ein Leben, dachte er. Er hatte den Nachbarn Bescheid gesagt, dass er für kurze Zeit nach Hause kommen würde, die Post lag auf dem Küchentisch. Er hatte die Bilder und Untersuchungsberichte dabei, weiter nichts. Die Küche war sein Zuhause, der Rest des Hauses nicht, stellte er widerwillig fest, als er in allen Zimmern die Fenster überprüfte und auf den Dachboden ging, um nachzusehen, ob sich irgendwo Feuchtigkeit gebildet hatte. Das Haus war zu groß für einen allein, und vielleicht war es auch schon zu groß gewesen, als Nicole und Lea noch hier gewohnt hatten. Größenwahn. Er wusste, woher das kam, es war eine Überkompensation wegen der kleinen Wohnung in Haarlem, in der er aufgewachsen war.

Er backte eine vegetarische Pizza auf, setzte sich an den Küchentisch und aß sie zur Hälfte, dann ging er schlafen, oder er versuchte es zumindest. Die Prinzessin musste am Leben bleiben, schwor er sich. Seine Prinzessin war in einer Unterwelt aus Stein verloren gegangen, aber diese Prinzessin musste eine Zukunft haben. Er war hellwach, als ihm klar wurde, dass er sich etwas vormachte: Die Prinzessin hatte keine Chance.

Mit Jasper hatte sich Jaap im Personalrestaurant des AMC verabredet. Er war ein wenig zu früh da und ließ sich kurz auf der Station blicken. Er wurde von freundlichen Gesichtern herzlich begrüßt, die er sofort wiedererkannte; sie fragten ihn, was er mache, ob es ihm gefalle, so viel Freizeit zu haben, und er sagte etwas über die Renovierung und wie viel Freude ihm das bereite, erkundigte sich seinerseits danach, wie es hier laufe, ob alle noch da seien und ob sie ihn vermissten. Dann wartete er im Restaurant auf Jasper.

Als Jasper hereinkam, dachte Jaap, dass er Clint Eastwood doch nicht besonders ähnlich sah. Jasper war lang und dünn, aber das galt heutzutage für viele junge Ärzte; überhaupt wurde die niederländische Bevölkerung immer größer. Nein, Jasper sah Eastwood gar nicht ähnlich; wie hatte er ihn je mit ihm vergleichen können?

Jaap besaß ein bemerkenswertes räumliches Vorstellungsvermögen, aber seine milde Form von Prosopagnosie spielte ihm bei der Gesichtserkennung immer wieder Streiche. Es gab schwerwiegende Fälle dieser Störung, bei denen die Betroffenen ihr eigenes Gesicht im Spiegel nicht erkannten, aber Jaap konnte sich mit seinen Filmstar-Vergleichen ganz gut behelfen. Das Problem war nach Leas Verschwinden nicht als plötzlicher Defekt aufgetreten, sondern in einem schleichenden Prozess, als ob andere Gesichter zunehmend unbedeutender wurden. Nachdem die Gehirnscans kein Ergebnis gebracht hatten, war er zu dem Schluss gekommen, dass es psychisch war und mit dem Verlust von

Lea zu tun hatte, aber er wollte sich nicht in Behandlung begeben.

Jasper war möglicherweise der beste Chirurg, den Jaap je ausgebildet hatte. Es gehe ihm gut, sagte Jasper, sehr gut sogar, und nach kurzem Überlegen beugte er sich über den Tisch und flüsterte Jaap vertraulich zu: Er habe ein Angebot von Stanford erhalten, mit guter Bezahlung, Forschungsbudget, allem Drum und Dran. Und Jaap dachte: Was tue ich ihm an? Wo ziehe ich ihn da hinein? Also sagte er Jasper nichts, aß ein Käsebrötchen und eine Schüssel Rohkost und ließ sich nach einer halben Stunde zurück nach Weesp fahren. Bei näherer Überlegung zog er es auch vor, Carolien nicht zu behelligen, und sagte die Verabredung mit ihr ab. Es wäre nicht richtig gewesen.

Barbara Ben Zion musste ihm assistieren. Er musste in Tel Aviv operieren, mit Leuten, mit denen er noch nie zuvor gearbeitet hatte.

Er schickte Rina eine Textnachricht, um ihr mitzuteilen, dass er früher zurückfliegen wollte. Aus dem Schrank in seinem Arbeitszimmer holte er den Rhoton-Kasten mit seinen persönlichen Instrumenten. Vor einem Jahr hatte er geglaubt, er habe ihn für immer weggeräumt, aber jetzt stand er wieder auf dem Küchentisch. Das Mahagoniholz glänzte. Er betrachtete ihn, wie Alchemisten ihre Pulver betrachten; er liebte diesen Kasten und die Instrumente darin mehr als jeden Menschen aus Fleisch und Blut. Nur seine Tochter hatte er mehr geliebt, obwohl er ihr das zu seinem Bedauern nie gesagt hatte.

Aus dem Arbeitsschrank in seinem Büro – einem siebzig

Quadratmeter großen Raum – holte er seine Lieblingsschuhe, seine OP-Kittel und eine Lupenbrille und packte alles in einen Koffer.

Ihn beschlich das Gefühl, dass er seit seiner Ankunft ein Fremder unter diesem Dach war, ein Besucher. Er ließ den Gedanken zu: Es war traurig, dass er sich in seinem eigenen Heim nicht zu Hause fühlte. Aber warum jetzt? In den letzten Jahren hatte er unzählige Male dieses Haus betreten, ohne dass ihn jemand willkommen geheißen oder ihm eine Tasse Tee angeboten hätte, und er hatte gedacht, er könne damit leben, aber jetzt konnte er es plötzlich nicht mehr, als hätte sich die Stille verdichtet.

Er hatte Geertje nicht Bescheid gesagt, dass er kam, und eigentlich vorgehabt, sie später am Tag anzurufen, aber jetzt wollte er einfach nur noch weg. Er hatte zehn, fünfzehn Freunde und Bekannte, die er hätte anrufen und mit denen er einen Abend lang über das Gesundheitssystem, Unterhalt, Autos und den Klimawandel hätte plaudern können. Aber nicht jetzt. Hier konnte er sich nicht entspannen, sich nicht konzentrieren. Warum sollte er eine weitere Nacht bleiben? Eine unmögliche Aufgabe erwartete ihn.

Abends um elf war er wieder zurück im Norman in Tel Aviv.

Barbara war eine junge Neurochirurgin gewesen, als er das erste Mal in den Genuss kam, mit ihr zu schlafen, im Sheraton in Tel Aviv. Damals, in jenen Jahren vor Leas Verschwinden, hatte Jaap noch diesen Al-Pacino-Look, und Barbara, die im Alter von zwölf Jahren zusammen mit ihren Eltern Argentinien verlassen hatte, besaß die Ausstrahlung und das Selbstbewusstsein einer attraktiven Latina. Inzwischen war sie Oberärztin der Station im Hadassah. Obwohl sie in ihrem Leben ohne Zweifel viel Leid gesehen hatte, fand Jaap sie noch immer sehr anziehend. Aber ihr Avancen zu machen wäre zu diesem Zeitpunkt lächerlich gewesen. Er war ein kahlköpfiger Mann im Ruhestand, in dessen Kulturbeutel sich ein Streifen mit vier blauen Pillen befand.

Rina hatte einen Konferenzraum im King David Hotel in Jerusalem gebucht, mit einem langen Tisch für zwanzig Personen. Dort saß er nun allein mit Barbara, auf kupferfarbenen Metallstühlen.

Sie trug ein hellblaues Kleid aus glattem Stoff, halbhohe rote Schuhe und einen Ring an jedem Finger. Ihre vollen schwarzen Locken fielen ihr über die Schultern, und in ihren Augen hätte er damals wie heute ertrinken können. Und dann ihre Lippen, leuchtend rot natürlich. Sie war wie für ein Essen irgendwo in der Stadt gekleidet. Es war neun Uhr morgens.

Diesmal küssten sie sich auf die Wange, sie hatten hier keine Beobachter. Anschließend wischte sie ganz selbstverständlich und gleichzeitig intim – er verbarg seine Überraschung – mit dem Mittelfinger den Lippenstift von seiner Haut. Vermutlich ohne Hintergedanken.

Als sie sich ans Kopfende des Tisches setzte, sagte sie: »Ich mache mir Vorwürfe.«

»Warum?«

»Weil mir der Ministerpräsident geglaubt hat, als ich gesagt habe, dass du es schaffen kannst.«

Jaap schüttelte den Kopf, als wolle er ihr widersprechen. Dann sagte er: »Mit deiner Hilfe schaffe ich es.«

»Willst du nicht lieber deine Kollegen aus den Niederlanden hinzuziehen?«

»Nein. Ich meine … das Hadassah, da kennst du jeden Millimeter, es ist dein vertrauter Arbeitsplatz, und ich hätte dich gerne an meiner Seite.«

Überrascht erwiderte sie: »Aber wird nicht im Sourasky schon alles vorbereitet?«

»Ich habe Rina gebeten, alles Notwendige in deiner Klinik zu veranlassen.«

»Wow«, flüsterte sie.

Sie füllte zwei Gläser mit Wasser aus einer der Plastikflaschen. Sie trank durstig und starrte dann zehn, zwanzig Sekunden lang auf das halb volle Glas.

»Ich kann ja kaum ablehnen«, sagte sie nach einer Weile.

Jaap verstand nicht, warum sie sich sträubte. Befürchtete auch sie, dass die ganze Sache in einer Katastrophe enden würde? Er sagte: »Ich trage weiterhin die Verantwortung.«

»Geheimhaltung ist essenziell«, sagte Barbara und sah ihn an.

»Auf jeden Fall.«

Sie nickte; warum, war nicht ganz klar. Vermutlich dachte sie an alles, fühlte sich manipuliert, sah aber keinen Ausweg. Deshalb nickte sie stumm.

Dann fragte sie, jetzt wieder mit einem Blick voller Zuneigung: »Hast du schon einen Plan?«

»Ich würde das Vorgehen gerne mit dir besprechen. Mit dir und deinem Team. Heute noch, oder morgen.«

»Gut, ich schaufle mir Zeit frei. Ich stelle alles andere hintan und hole die besten Leute dazu.«

»Es handelt sich im Grunde genommen um einen normalen zerebralen Bypass.«

»Ja, schon. Aber an einer Stelle, die …«, warf sie ein.

»Total beschissen ist«, ergänzte Jaap.

»Bei Patienten mit dieser Art von AVM«, fuhr Barbara fort, »versuchen wir es in der Regel mit Bestrahlungen, aber ein Eingriff?«

»Wir können die Hirnlappen anheben …«

»Aber nicht genug, um da ranzukommen. So tief, so unglaublich weit weg … Wie ein ferner Planet. Oder?«

Er sagte, entgegen aller Erfahrung: »Wir können die Stelle trotzdem erreichen.«

»Und zu welchem Preis?«

»Wenn wir es richtig machen, wenn wir präziser sind als je zuvor, ihr habt die passenden Navigationsmikroskope, wir haben unsere Hände … glaubst du nicht, dass wir es schaffen können? Immerhin hast du dem Big Boss geraten, mich zu überreden.«

»Du kannst es schaffen. Aber ich nicht. Ich habe einen sehr guten neuen Neurochirurgen im Team. Dein Kaliber. Gemeinsam kann es euch gelingen.«

»Und warum dir nicht?«

Sie sagte schlicht: »Ich habe Parkinson im Anfangsstadium.«

Er ergriff ihre Hand, sie umklammerte seine.

»Ich bin gut eingestellt. Bis siebzig werde ich es wohl schaffen. Ich leite noch die Station, aber ich kann keine mikrochirurgischen Eingriffe mehr durchführen. Wie willst du es machen, Jaap?«

Er ging den Plan mit ihr durch: Zuerst mussten sie ein geeignetes Gefäßtransplantat im Körper der Prinzessin finden, etwa die oberflächliche Schläfenarterie an der Außenseite des Kopfes oder die Radialarterie des Arms. Das war die übliche Vorgehensweise. Die Missbildung befand sich im Mittelhirn und Umgebung, also im Hirnstamm, im zentralen Bereich des Gehirns, von dem aus sämtliche lebenswichtigen Funktionen gesteuert und über das Rückenmark durch den Körper geleitet werden. Deshalb musste es ihnen gelingen, das Mittelhirn seitlich durch den Schädel, vorbei am Kleinhirn, unter dem Schläfenpol hindurch und dann durch das Tentorium zu erreichen. Das war in Bezug auf die Nervenbahnen so ziemlich die heikelste Stelle, die man sich vorstellen konnte. Das Gefäßgeflecht musste von der Blutzufuhr abgeschnitten und drainiert werden, doch damit würde gleichzeitig die gesamte Blutzufuhr zum Hirnstamm unterbrochen werden. Das Gefäßtransplantat musste wie ein Bypass eingesetzt werden, damit das sauerstoffreiche Blut weiterhin den Hirnstamm erreichte und keine Schäden entstanden. Und das in kürzester Zeit, denn wenn der Hirnstamm keinen Sauerstoff erhielt, starben sehr schnell die Nervenzellen ab – mit schwerwiegendsten Folgen.

»Ich möchte zuerst kurz mit ihr allein sein«, sagte Jaap.

»Warum?«

»Weil ich das brauche. Ich muss sozusagen verschwinden. In meiner Konzentration.«

»Hast du das immer so gemacht?«

»Bei den komplexen Fällen, ja.«

»Du meinst: Ein Dirigent schließt sich auch ein? Ein Musiker? Und was machst du dann?«

»Nichts. Ich tue gar nichts. Ich muss zu meinen Fingern werden. Und dann mache ich Folgendes.«

Er legte die Fingerspitzen seiner Hände aneinander.

»Und dann das, mit den Zeigefingern an den Lippen.«

Er machte es vor und schloss die Augen.

Er ließ die Sekunden verstreichen. Er kam zur Ruhe.

Kein Gedanke tauchte in seinem Bewusstsein auf, und manchmal fragte er sich, ob er in diesen Momenten überhaupt ein Bewusstsein hatte. Er dachte an nichts, es gab keine Zeit, keinen Raum.

Bis er ihre Hand auf seinem Arm spürte. Er schaute auf und lächelte. Sie lächelte ebenfalls. Er traute sich kaum, sich an die Momente im Sheraton zu erinnern, als sie sich auf dem Balkon eine Zigarette geteilt, das ganze Zimmer durcheinandergebracht und am Morgen danach in der Klinik so getan hatten, als würden sie sich nur flüchtig kennen.

Er schaute auf ihre Hände. Mein Gott, alles war so vergänglich.

Barbara sagte: »Wir werden alles arrangieren. Okay?«

Jaap nickte. Er hätte sie gerne geküsst, tat es aber nicht, natürlich nicht.

»Bist du noch verheiratet?«, fragte er.

»Seit fünf Jahren geschieden. Du auch schon eine Weile, oder?«

»Seit sieben Jahren.«

Sie standen gleichzeitig auf, und er bat: »Sagst du mir Bescheid, wann ich mich mit deinen Leuten besprechen kann?«

Eine Stunde später schrieb sie eine SMS, dass sie für morgen früh das beste Team für ein Vorbereitungstreffen zusammentrommeln würde. Er ließ sich nach Tel Aviv bringen, schlief im Norman und wachte sehr früh auf. Als es hell wurde, ging er draußen unter den Flamboyantbäumen spazieren.

Der Rothschild-Boulevard war noch menschenleer, abgesehen von ein paar vereinzelten Radfahrern und Autos sowie betrunkenen, schmutzigen Obdachlosen. Ein Kiosk an der Ecke zwischen Rothschild-Boulevard und Mazeh Street öffnete seine Fensterläden, und er wartete darauf, dass die Espressomaschine Druck aufbaute. Er schlürfte einen Cappuccino, setzte sich auf eine Bank und beobachtete die Radfahrer und Spaziergänger mit ihren angeleinten Hunden. Man würde ihn umbringen. Aber damit hatte er sich abgefunden – mit der Lage, in die er geraten war, mit dem, was er tun musste, und mit dem, was er für sein Kind würde tun können. Die junge Araberin hatte keine Chance, die Operation zu überleben.

12

Um halb acht stand der Mercedes vor dem Norman. Auf der Station im Hadassah stellte Barbara Jaap ihr Team vor. Fünf Frauen und drei Männer im Alter zwischen dreißig und fünfundvierzig Jahren. Einer von ihnen war Chaim Gorewitz, Barbaras Nachfolger, ein kleiner Mann mit kurzen Locken und einem Diamanten im linken Ohr, was Jaap nicht gefiel. Der Mann hatte intelligente, fröhliche Augen und drückte sich bedacht und prägnant aus. Adam Sandler.

Alle hatten am Abend zuvor Besuch von Beamten aus Regierungsabteilungen erhalten, von deren Existenz sie bisher nicht einmal etwas geahnt hatten. Sie hatten Geheimhaltungsvereinbarungen unterschrieben, jedem war ein Zehntausend-Dollar-Bonus versprochen worden, und sie wussten, dass es sich bei der Patientin um die Tochter eines hochrangigen Arabers handelte, von dem sie annahmen, dass er aus dem Gazastreifen, den israelisch besetzten Gebieten oder Jordanien stammte.

Jaap legte dar, wie schwierig die Operation sein würde, zeigte die Fotos und Scans, rechnete mit acht bis zehn Stunden, und wer sich der Aufgabe nicht gewachsen fühle, sei völlig frei auszusteigen, aber das tat niemand. Die Ärztinnen und Ärzte stellten Fragen, in dem Bewusstsein der Ernsthaftigkeit und Komplexität der Operation, und als Barbara ihn anschließend zum Van in der Tiefgarage brachte, wurde Jaap sich erneut bewusst, dass er mehr von ihr wollte, er wollte ihre Schultern, ihren Bauch, ihren Rücken und ihre Hände berühren, diese Hände, die er während der Besprechung einen Moment lang leicht hatte zittern sehen.

Er fuhr jetzt zurück zum Beresheet in Mitzpe Ramon.

»Ich kenne es, es ist wunderschön«, sagte Barbara.

»Komm doch für ein paar Tage vorbei, wenn wir das hier hinter uns haben«, schlug er gespielt beiläufig vor. Seine Absicht war zwar eindeutig, aber was hatte er schon zu verlieren?

»Ja, vielleicht wäre das eine gute Idee«, antwortete sie mit einem Lächeln, das nichts bedeutete.

Sie reichten sich die Hand, und er stieg ein.

Unterwegs rief Jaap seinen Kraterführer Carlos an und fragte ihn, ob er ihn am nächsten Morgen um Viertel vor fünf am Hotel abholen könne. Dann ließ er den Van bei einer Zoohandlung in Beerscheba anhalten. Während er bezahlte, rief Rina an.

»Ihr Vater möchte noch einmal mit Ihnen sprechen«, sagte sie. »Sind Sie noch auf dem Weg nach Mitzpe Ramon?«

»Ja.«

»Er ist immer früh auf den Beinen.«

»Das bin ich auch. Er kann mich gerne anrufen.«

»Nein, er möchte persönlich mit Ihnen reden.«

»Er soll zum Gedenkstein von Lea und Josh im Krater kommen. Ich werde ab fünf Uhr dort sein.«

Gegen neun Uhr abends erreichten sie das Beresheet Hotel. Jaap füllte den Futternapf, den er in Beerscheba gekauft hatte, mit Wasser und stellte ihn auf die Terrasse neben das Planschbecken. Er aß noch einen Salat auf seinem Zimmer und warf gelegentlich einen Blick nach draußen. Aber der Hund ließ sich nicht sehen.

Um fünf Uhr morgens stand Jaap auf der felsigen Ebene neben dem Gedenkstein. Möglicherweise zum letzten Mal, denn nach der fehlgeschlagenen Operation würde er aller Wahrscheinlichkeit nach umgebracht werden.

Der Himmel im Osten verfärbte sich bereits, aber hier unten auf der Erde war es grau und kalt. War es seine Aufgabe, Noora zu retten, wegen des Ungleichgewichts im Universum? Musste er seine Tochter aufgeben und dafür die Tochter eines anderen am Leben halten?

Jaap wunderte sich über seine seltsamen Anwandlungen.

Wenn ein anderer ihm gegenüber behauptet hätte, es gebe ein kosmisches Gleichgewicht und deshalb auch Fälle von Ungleichgewicht, die von den Menschen reguliert werden müssten, hätte er denjenigen als Spinner abgetan. Magisches Denken. Er hatte sein Leben der Wissenschaft gewidmet, der Rationalität, den harten Beweisen, des Prüfens und noch mal Prüfens. Und jetzt war er so tief gesunken, hier auf dem Grund eines gottverlassenen Kraters, der nicht einmal ein Krater war, sondern eine Furcht einflößende und zugleich großartige Laune der Natur, dass er bereit war zu glauben, es gebe eine verborgene Struktur in den Zufällen, die sein Leben nun seit zehn Jahren beherrschten?

Lea hatte die jahrtausendealte jüdische Geschichte am Leben erhalten wollen, deshalb war sie auf eine Birthright-Reise gegangen, und dabei hatte sie einen gleichgesinnten jungen Mann kennengelernt, mit dem sie hier, genau an der Stelle, an der Professor Jaap jetzt stand, irgendein Ritual veranstaltet hatte.

Nichts, was er je gelernt hatte, hatte ihn auf diese Situation vorbereitet. Sein technisches Wissen über das Gehirn war exemplarisch, er gehörte zu den hundert besten Neurospezialisten der Welt, aber die Eigenarten der elektrochemischen Wunder, die sich darin abspielten und zu Vorstellungen von kosmischem Gleichgewicht und Ungleichgewicht führten, blieben für ihn und seinesgleichen letzthin unbegreiflich.

Er hatte eine Flasche Wasser mitgebracht und füllte den ausgehöhlten Stein.

Er wartete noch etwa zehn Minuten, aber nichts geschah, es blieb still. »Am Anfang schuf Gott den Himmel und die Erde. Und die Erde war wüst und leer, und Finsternis war über der Tiefe; und der Geist Gottes schwebte über dem Wasser. Und Gott sprach: Es werde Licht! Und es wurde Licht.«

Jaap erinnerte sich an die hebräischen Worte: *Bereschit bara elohim, et haschamajim we et ha'arets.* Bereschit oder Beresheet war der ursprüngliche hebräische Name des Buches Genesis. Und Beresheet bedeutete ›Im Anfang‹.

Und genau in dem Moment, als er dies dachte, erschien über der hohen Klippe an der Ostseite des Kraters die Sonne; er sah, wie sich das Licht quasi auf ihn zubewegte, um ihn, genau ihn, von der Kälte zu erlösen. Und er, der jegliches magische Denken ablehnte, empfand dies für ein paar Sekunden als ein Zeichen, und es spielte keine Rolle, ob es tatsächlich eines war oder wer es gesandt hatte. Er stand mit geschlossenen Augen neben dem Stein, die leere Plastikflasche in der Hand, und er fühlte sich nackt und weinte, was er eigentlich nicht wollte, denn er würde sie finden.

Dann hörte er das Schlabbern des Hundes, der das Wasser trank. Jaap öffnete die Augen, und der Hund sah ihn an.

Rina schickte eine SMS: Der Herrscher sei auf dem Weg zur Ramon-Basis.

Jaap textete: »Wollte er sich nicht mit mir treffen?«

Rina antwortete: »Er taucht nie dort auf, wo er angekündigt wurde; die Pläne werden immer in letzter Minute aus Sicherheitsgründen geändert.«

Am Ende einer der Landebahnen stand ein israelischer Chinook, ein schwerer Transporthubschrauber mit zwei Triebwerken, dessen Eigengewicht allein elf Tonnen betrug. Jaap kannte das Modell aus seiner Zeit auf dem Fliegerhorst Volkel.

Rina wartete; hinter ihr sieben bewaffnete Militärs.

»Er muss überstürzt zurück, wollte aber vorher noch mit Ihnen reden.«

Das Innere des Chinook war nüchtern und funktional, eine Militärmaschine, die für den Transport von Truppen und Waffen ausgerüstet war.

Der Herrscher saß da und rauchte. Eigentlich war Rauchen hier streng verboten, aber er kümmerte sich nicht darum.

Er erhob sich kurz mit ausgestreckter Hand, um Jaap zu begrüßen, und wies dann auf einen Klappsitz ihm gegenüber.

Jaap nahm Platz.

»Professor, ich bin Ihnen dankbar, dass Sie sich die Zeit nehmen, mit mir zu reden. Stört es Sie?«

Er meinte das Rauchen.

Jaap schüttelte den Kopf. Er fragte: »Wie soll ich Sie anreden? Eure Hoheit? Sir?«

»In Harvard wurde ich Faysal genannt, das ist mein zweiter Vorname, und daraus ist ziemlich bald Sal geworden. Ich werde Sie Jaap nennen, einverstanden?«

Jaap nickte. Er, der Sohn des Heizölmannes, durfte den saudischen Thronfolger mit Vornamen ansprechen.

Der Herrscher sagte: »Wir haben Ärger im Süden. Rebellen jenseits der Grenze. In den westlichen Medien gelten wir als die Bösen. Wie ich dargestellt werde, weiß ich. Aber das spielt keine Rolle, Ihre Eliten brauchen uns. Letzte Nacht haben die Terroristen Raketen abgefeuert. Auf Riad. Daher muss ich zurück. Auch wenn ich großen Respekt vor Ihrem Intellekt habe, Jaap, werde ich Ihnen die geopolitische Lage nicht erklären, ich fange gar nicht erst damit an, die Details sind für westliche Sichtweisen schwer zu verstehen. Die Raketen haben die Stadt verfehlt, aber wir sind gezwungen zu reagieren. Wenn die anderen drei Raketen abfeuern, müssen wir mit dreißig, nein mit dreihundert antworten. So sind die Regeln in meiner Welt. Die Juden in Israel verstehen das. Aber in Europa und Amerika ist man naiv. Keiner weiß, wo ich jetzt bin, nun ja, kaum einer.«

Amüsiert fügte er hinzu: »Ich sitze in einem israelischen Hubschrauber auf einer israelischen Basis mitten in der israelischen Wüste und spreche mit einem jüdischen Professor, der in einem israelischen Krankenhaus meine Tochter retten wird. Das werden Sie doch, oder, Jaap?«

Jaap nickte.

Sal ließ die Kippe in eine Kaffeetasse fallen. Sofort zündete er sich eine neue Zigarette an.

»Mein Vater weiß, wo ich bin, meine beiden Brüder wissen es, aber sonst weiß es niemand. Wenn ich mich heute nicht blicken lasse, werden Gerüchte aufkommen. Dann werden die Gegner die Gelegenheit nutzen, um meine Bewegungen zu recherchieren, und dabei herausfinden, was ich geheim halten will. Wir gehören einem Stamm an, Professor. Das ist ein brachiales System. Wir suchen unsere Chance nicht in einem Wahlkampf, sondern in den Schwachstellen der anderen. Das Ergebnis ist das gleiche, ein Machtwechsel. Wobei die eine Methode blutiger sein kann als die andere. Ich will kein Blut sehen, meine Brüder wollen es auch nicht, wir sind Reformer, aber ein Teil meines Volkes und sicher auch ein Teil des Klerus lehnen Veränderungen ab. Ich weiß, dass Reformen unvermeidlich sind. Eines Tages müssen unsere Frauen und Töchter die Freiheit haben, ihren eigenen Weg zu gehen. Sie werden einen Beitrag zur Wirtschaft, zur Kunst und zur Wissenschaft leisten. Und dazu gehört auch ein weibliches Staatsoberhaupt, eine Königin …«

Er sah Jaap an, lächelte traurig und legte ihm eine Hand auf den Arm.

»Was Sie vorhaben, ist so gut wie unmöglich, Jaap, diese Operation. Ihre Kolleginnen und Kollegen haben mich offiziell darüber informiert. Ich mache mir keine Illusionen. Ich gehe ein großes Risiko ein, genau wie Sie. Es kann sein, dass ich Noora in drei Tagen verliere. Aber vielleicht auch nicht. Sie werden ein Vermögen erhalten, wenn Sie es schaffen. Wenn Sie es nicht schaffen … Aber daran will ich gar nicht erst denken. Beten Sie?«

»Ich bin nicht religiös.«

»Das glaube ich nicht«, erwiderte der Herrscher. »Sie wissen nur nicht, dass es der Glaube ist, der Sie antreibt.«

Jaap antwortete: »Ob gläubig oder nicht, ich weiß, was ich zu tun habe, ich weiß, dass ich an der Grenze des Unmöglichen arbeiten muss, bei Noora, vielleicht sogar darüber hinaus. Ich weiß nicht, ob man das als Glauben bezeichnen kann.«

»Nennen wir es so. Was ist Mut ohne Glauben?«

Jaap hatte keine Ahnung. Im Chinook war es glühend heiß.

Der Herrscher beugte sich zu Jaap und hielt die Zigarette dabei mit ausgestrecktem Arm beiseite, um ihn vor dem Rauch zu schützen: »Jaap, ich weiß von Ihrer Tochter. Es ist zehn Jahre her. Deshalb kommen Sie jedes Jahr für ein paar Wochen in diese Gegend. Was glauben Sie, was Sie finden werden? Sie kann doch nicht mehr am Leben sein, oder? Was glauben Sie? Was könnten Sie finden?«

»Ich glaube, sie lebt noch«, antwortete Jaap ausweichend.

»Das ist ein Ritual, Jaap. Sie sind hier, um zu beten, auch wenn es Ihnen nicht klar ist.«

Jaap wusste nicht, was er antworten sollte.

»Können Sie meine Tochter gesund machen, Jaap? Können Sie ihr ein Leben schenken? Ich kenne die Grenzen dessen, was im Rahmen einer solchen Operation möglich ist, mit einer Blutgefäßmissbildung an dieser Stelle. Keiner wagt die Operation. Sie schon. Und warum? Wegen Ihrer Tochter. Darf ich das sagen? Sie würden alles tun, um Noora zu retten. Sie ist im gleichen Alter wie Ihre Tochter, als sie … Wie wird Ihr Gebet klingen, wenn Sie in die Tiefen von Nooras Kopf blicken? In einem meiner goldenen Paläste werde ich stundenlang beten, wie ein Bettler, ein Aussätziger, bis Sie herauskommen und mir sagen, dass sie leben wird.«

13

Drei Tage später, um halb sieben Uhr morgens, waren im Hadassah alle Vorbereitungen getroffen.

Jedes Detail, jeder Schritt war mit dem Team besprochen worden, Jaaps perfektes Rhoton-Set lag sterilisiert bereit, auf Chaim Gorewitz konnte er sich verlassen, Barbara würde nicht mitmachen, aber im OP anwesend sein und den Eingriff genau verfolgen, die Navigationsgeräte und Mikroskope waren auf Jaaps Maße eingestellt worden, der CT-Scan war gestartet worden, der Interventionsradiologe war anwesend, die Anästhesisten, und Spezialkommandos bewachten die gesamte Etage.

Bevor es losging, verließ das Team den OP, wie Jaap es verlangt hatte.

Er war jetzt allein mit der jungen Frau. Sie war noch bei klarem Bewusstsein. Er stellte sich neben sie und hielt ihre Hand. Sie blickten sich an, und er wusste nicht, was sie sah, aber er wusste, was er sah. Sie schloss die Augen; Tränen liefen ihr über die Wangen, und er wischte sie weg. Dann schaute sie ihn wieder an und lächelte voller Hoffnung und Zuversicht.

Jaap lächelte auch.

Er erinnerte sich an ein Foto von Elizabeth Taylor, um 1949, glaubte er. Elizabeth war siebzehn und bereits ein Star gewesen. Sie kniete auf einem Fliesenboden neben zwei nassen Cockerspaniels und trocknete einen der Hunde mit einem Handtuch ab. Sie hatte sich ein Handtuch um die

Hüften geschlungen, über den nassen Badeanzug, von dem man das Oberteil sah. Sie waren gemeinsam schwimmen gewesen, Elizabeth und die Hunde, und sie saßen alle drei nass, müde und zufrieden da.

Wasser.

Alles fügt sich zusammen, dachte Jaap, als glaubte er – er glaubte nichts dergleichen –, dass es mehr zwischen Himmel und Erde gab, als seine Hände berühren konnten. Was bedeutete diese Erinnerung? Nichts. Er drückte aufmunternd Nooras Hand.

DRITTER TEIL

I

Zwölf Stunden und drei Minuten.

Inmitten von piepsenden, taktangebenden Maschinen und einem Wirrwarr von Schläuchen und Drähten lag die Prinzessin im Operationssaal, das Narkosemittel hatte ihre Gehirnaktivität auf ein Minimum reduziert.

Jaap kehrte aus einem Zustand zurück, in dem er eigentlich nicht existiert hatte; er war während der vielen langen Stunden nichts als ein Bündel tiefer Konzentration gewesen, in vollkommener Trance, ohne Zeit, ohne Raum, ein Erfüllungsgehilfe einer Kraft, die größer war als er selbst. Er konnte so sein, wenn er musste, wenn ein Leben auf dem Spiel stand. Das hatte er in der Vergangenheit schon fünfzehn, zwanzig Mal erlebt, auf dem Höhepunkt seines Könnens, etwa zwischen seinem fünfundvierzigsten und fünfundfünfzigsten Lebensjahr, und jetzt wieder. Wenn es vonnöten war, existierte er nicht. Dann schienen seine Finger und seine Augen in einer anderen Dimension zu arbeiten, getrennt von ihm selbst – Blödsinn, ermahnte er sich unter der Dusche. Er wusste nicht, wie er diese Welle der totalen Hingabe beschreiben sollte, außer mit unsinnigen Begriffen wie »andere Dimension«.

Im Kontrollraum neben dem OP beobachteten zwanzig Kameras die stille junge Frau. Alles, was messen und aufzeichnen konnte, war an sie angeschlossen worden. Es schien ihr gut zu gehen. Aber ob sie noch selbstständig gehen, schlucken oder lächeln konnte, wusste niemand. Selbst wenn sie in ein paar Tagen aus der Narkose aufwachte, war noch unsicher, ob sie sich vollständig erholen würde. Es würden Wochen oder Monate vergehen, bevor es Gewissheit darüber gäbe. Doch zumindest traten derzeit keine spontanen Blutungen auf, keine Anzeichen für eine Verletzung des Hirnstamms oder anderer Hirnregionen.

Unmöglich.

Die Kameras in den Operationsmikroskopen hatten jede seiner Bewegungen, die oft mit bloßem Auge kaum wahrnehmbar waren, auf Festplatte aufgezeichnet. Er hatte nicht vor, sich die Aufnahmen noch einmal anzusehen. Was er erlebt hatte, ließ sich nicht im Rückblick betrachten. Vielleicht in ein paar Wochen, wenn Noora wieder in Riad war, in welchem Zustand auch immer.

Zwei Teammitglieder behielten ständig die Monitore im Auge und kontrollierten die Daten. Es gab einen straffen Schichtplan; sie würden sich abwechseln. Für Jaap war ein Zimmer vorbereitet worden, in dem er die erste Woche verbringen würde. Außerhalb dieses Gebäudes gab es niemanden, der ihn vermissen würde; er würde warten, beobachten und auf jede Veränderung der Anzeigen reagieren.

Es gibt Eingriffe, die das Team sofort nach dem Verlassen des OPs emotional hinter sich lassen kann. Es gibt Eingriffe, die sofort zu emotionalen Ausbrüchen führen, wie ein spontaner Erfolg oder ein Verlust, der einen erschüttert und hilflos zurücklässt. Und es gibt Eingriffe, jene seltenen, die das Team zum Schweigen bringen, weil niemand weiß, ob sie Zeugen eines Wunders geworden waren.

Nach etwa zehn Minuten fragte Jaap: »Sollen wir dann mal?«

Er hielt seinen Leuten die Tür auf, schüttelte allen die Hand, drückte Chaims Hand etwas länger und nickte ihm zu. Als Letzte kam Barbara an ihm vorbei. Sie lächelten sich an. Aber sie ging nicht weiter, nein, sie blieb stehen, trat einen Schritt zurück und schlang ihre Arme um ihn. Er zählte die Sekunden, es waren dreiundzwanzig, denn er wollte nichts spüren, aber er fühlte ihren Rücken unter seinen Händen, und ihre Brüste drückten gegen seinen mageren Körper. Er roch den Duft ihrer Haare.

Als sie ihn losließ, streichelte er aus einem dummen Impuls heraus ihren Arm, und sie ging in Richtung Kantine, als hätte sie es nicht bemerkt. Auch nachdem alle geduscht hatten, kam keine Freude auf – warum auch? Eine gefühllose Missbildung, eine sinnlose Laune der Natur, war von ihnen entfernt worden. Sie hatten den Schädelknochen der jungen Frau angehoben, in ihr Gehirn gesehen, und ermöglicht hatte das die hoch entwickelte moderne Medizintechnik, aber niemand war euphorisch oder auch nur zufrieden. Die Ingenieure von Siemens, Philips, Abbott, Zeiss waren die namenlosen Helden und natürlich der Chirurg aus Holland – was sie wohl von ihm hielten? –, der ihnen kurze, knappe, eindeutige Anweisungen gegeben hatte. Er hatte zwölf Stunden und drei Minuten lang unter den Scheinwerfern gestanden und gemustert und geschätzt und geurteilt und geleitet und gehandelt. Ohne eine Sekunde zu zögern. Er hatte weder getrunken noch gegessen, noch war er auf der Toilette gewesen. Eine Aufführung von Bachs *Matthäuspassion* dauerte mit entsprechenden Pausen drei Stunden. Die OP-Zeit entsprach vier solcher Aufführungen hintereinander.

Jaap stand im Kontrollraum neben Barbara und Chaim Gorewitz und den anderen Teammitgliedern. Sie schlürften Kaffee aus Plastikbechern, während sie auf die Monitore starrten. Niemand sagte ein Wort.

Auf dem Handy erschien ein Fragezeichen. Vom Herrscher.

Jaap antwortete: »Bisher alles gut.«

Auch der Ministerpräsident hatte geschrieben: »Wie ist es gelaufen, Professor?«

Jaap antwortete: »Keine Komplikationen. Aber wir müssen die ersten zweiundsiebzig Stunden abwarten.«

Vor der breiten OP-Tür standen die Männer des Herrschers. Sie blieben unter sich, nutzten jedoch die Kantine. Es waren durchtrainierte Elitesoldaten in Trainingsanzügen, unbewaffnet, aber vermutlich im Nahkampf versiert. Sie hielten ständig Handys in der Hand. Jaap hatte keine Ahnung, wie Rina dem Team die Anwesenheit dieser Männer erklärt hatte. Und wo sie wohl schliefen?

Beim Essen ließ die Spannung des Teams nach. Salate, Brot, Wasser, Fruchtsäfte, Kuchen, Torten und Gebäck, auf Papptellern mit Plastikbesteck. An den Tischen hatten sich Gruppen aus vertrauten Bekannten und Freunden gebildet.

Die Gespräche waren anfangs gedämpft, wurden aber

bald lauter. Er wusste nicht, worüber sie redeten, sie sprachen hebräisch, aber vermutlich waren es die gleichen Themen wie damals im AMC: Kinder, Partner, Urlaub, wofür sie den Bonus ausgaben, Hobbys, wer hatte Nachtschicht, was macht ihr am Wochenende?

Manche Kolleginnen und Kollegen gingen an den Tischen entlang, klopften auf Schultern, schüttelten nochmals Hände, lächelten und verteilten Komplimente. Jaap fand das übertrieben. Alle mussten ihr Bestes geben, und wer das nicht tat, sollte sich einen anderen Job suchen.

Er sah müde Gesichter.

Jaap wartete die ganze Zeit gespannt auf ein Alarmsignal aus dem Kontrollraum, das die Ruhe unsanft stören würde.

Aber es blieb still.

In den ersten vierundzwanzig Stunden musste es still bleiben.

Er konnte lange nicht einschlafen, schlief dann zwei Stunden und wachte wieder auf. Doch er wurde weder von einer Hand noch von einer Stimme geweckt. Er wachte auf, weil das Adrenalin noch immer durch seinen Körper pulsierte.

Er ging in den Kontrollraum.

»Und, wie ist die Lage?«

Zwei Mittdreißiger, beide mit einer Kippa auf dem Kopf, beide mit einem hebräischen Buch vor sich, saßen vor einer Monitorwand. Lasen sie in religiösen Schriften?

»Alles ist so, wie es sein soll, Professor.«

Wem ähnelten sie? Der eine glich von den Gesichtszügen her John Travolta, der andere Rutger Hauer. Junge, kluge Augen. Aber wie klug war es, das technische Know-how von Siemens mit Gebeten zu ergänzen? Das konnte er nicht nachvollziehen. Dass Verwandte miteinander beteten, kannte er, aber Teammitglieder?

Jaap fragte: »Was lesen Sie da?«

Rutger Hauer antwortete: »Den *Da Vinci Code*.«

John Travolta: »Einen Roman von David Grossman. *Stichwort: Liebe*.«

Hauer: »Kennen Sie die Bücher, Professor?«

»Ich habe von ihnen gehört.«

Jaap las ausschließlich Sachbücher. Für Belletristik hatte er keine Geduld. Die Abgründe, in die er in seinem Beruf hinabsteigen musste, konnte Literatur unmöglich darstellen. Aber er mochte Musik. Bach. Mozart. Den Rock und Pop seiner Jugend hatte er mitbekommen, war aber irgendwann in den 1980er-Jahren ausgestiegen. Queen, na klar. Ein bisschen was von Prince. Wenn er sich entspannen wollte, tat er das in seinem Heimkino. Er hatte Gefallen an Filmkomponisten gefunden. Morricone. Hans Zimmer. Howard Shore. Thomas Newman. Santaolalla. Er hörte sich gerne Filme an.

Manchmal, wenn in der Küche das Radio lief und ein Song kam, den er kannte, tanzte er dazu. Einmal war er mit Barbara in einen Club gegangen, was nicht ganz ungefährlich war, da ihre Kolleginnen und Kollegen sie eigentlich nicht zusammen sehen sollten. Das war das letzte Mal gewesen, dass er mit einer Frau getanzt hatte.

Die Anzeigen auf den Monitoren – manche zuckten, andere wogten oder flossen oder zeigten zackige Ausschläge nach oben oder unten – blieben innerhalb normaler Werte.

»Sieht gut aus, Professor«, sagte Travolta.

Jaap nickte. Aber war es möglich, was sie getan hatten, nämlich die Deformierung aller Deformierungen zu beseitigen, ohne Schaden anzurichten? Sie konnten nicht sicher sein, bis sie erwachte, und selbst danach würden sie noch wochenlang warten müssen, ehe sie wussten, inwieweit sie wirklich geheilt war.

Jaap kehrte in sein Zimmer zurück und nickte ein, erst auf einem Stuhl sitzend, dann vollständig bekleidet auf dem Bett. Er fand tatsächlich drei Stunden Schlaf.

Bei Travolta und Hauer herrschte Ruhe; beide waren in ihre Romane vertieft. Die Tische in der Kantine waren verlassen, in den Kühlvitrinen standen Sandwiches und Schüsseln mit Salaten, in einem Kühlschrank Flaschen mit Wasser, Cola und Energydrinks. Die Klimaanlage säuselte.

Jaap setzte sich, beantwortete die neuen Textnachrichten des Herrschers und des Ministerpräsidenten und informierte sie, dass er den Zustand des Mädchens unter Kontrolle hatte, auch wenn das eine Lüge war. Niemand konnte zu diesem Zeitpunkt ihren Zustand beeinflussen. Sie konnten nur zusehen, wie der Körper der Prinzessin seinen eigenen magischen Weg zur Genesung oder zum Verfall beschritt.

Der Herrscher hatte sämtliche Tätigkeiten unterbrochen und verbrachte den Tag in einer Hausmoschee, versunken im Gebet. Der Ministerpräsident folgte seiner Agenda und behauptete, dass auch er für die junge Frau bete. Jaap betete nicht. Er lud sein Handy auf und überflog die niederländischen Nachrichten, aber nur oberflächlich. Frieden.

Bis zu Leas Geburt hatte er geraucht, und jetzt, nach all den Jahren, sehnte er sich nach einer Zigarette. Er sagte den eifrigen Lesern im Kontrollraum Bescheid, dass er für eine Weile nach oben gehen werde, nickte den Sicherheitsleuten am Ende des Ganges zu, nahm die Treppe je zwei Stufen auf einmal und trat hinaus in den Schatten der wuchtigen Gebäude des Hadassah. In den breiten Fassaden, zwischen den bläulichen Glasscheiben der einzelnen Etagen, hoben sich Blöcke aus hellbeigem Kalkstein hervor, Jerusalemer Meleke-Kalkstein, die Farbe der Westmauer, auch Klagemauer genannt. Vor der Stahltür des Noteingangs, die zu den Bunkerebenen führte, stand ein Einsatzfahrzeug mit Kameras auf dem Dach. Ein Polizist stieg aus.

»Kann ich Ihnen helfen, Professor?«

»Um ehrlich zu sein, hätte ich gerne eine Zigarette.«

Der Mann holte eine angebrochene Schachtel hervor: »Können Sie behalten, Professor.«

Er hielt Jaap ein Feuerzeug hin.

»Darf man hier irgendwo rauchen?«

»Gleich um die Ecke, ich zeige es Ihnen.«

Jaap musste einige Regeln befolgen und zum Beispiel Wachschutz akzeptieren, wenn er sich draußen aufhielt. Etwa fünfzig Meter weiter gesellte er sich zu einer Gruppe nervös um sich blickender Raucherinnen und Raucher, die alle konzentriert inhalierten, und bot dem Beamten eine Zigarette an. Sie standen unter einem Vordach, und es war verdammt heiß, aber das war ein geringer Preis für die toxische Entspannung, die sie in ihre Lungen sogen. Jaap genoss es. Auch wenn er normalerweise nicht rauchte, hatte er einen natürlichen Hang dazu.

Bei seiner Rückkehr stand Barbara im Kontrollraum.

»Ich habe dich bei den Süchtigen gesehen«, bemerkte sie. »Ich wusste gar nicht, dass du rauchst.«

»Tue ich auch normalerweise nicht.«

Sie schauten auf die Bildschirme.

Barbara sagte: »Sie hält sich gut.«

»Ja.«

»Noch fünf Stunden, dann sind die ersten vierundzwanzig geschafft.«

»Ich möchte sie fünf Tage lang zur Beobachtung hierbehalten.«

»Sie kann bleiben, solange du willst. Ich muss etwas trinken. Du auch?«

»Ja, ich komme mit.«

In der Kantine holte Barbara zwei Flaschen Wasser aus der Kühlung und setzte sich ihm gegenüber. Sie trug keinen Arztkittel, sondern ein schickes weißes, ärmelloses Kleid mit Rosenmotiven. Sie hatte muskulöse Arme. Schön.

Sie zog seine linke Hand in die Mitte des kleinen Tisches, tippte darauf und sah ihn mit ihren unerträglich schönen Penélope-Cruz-Augen an.

Er erinnerte sich daran, wie sie auf dem Bett gelegen hatte, bei ausgeschalteter Klimaanlage und geöffneter Balkontür, und die Meeresbrise die feinen Härchen auf ihrem Arm gestreichelt hatte. Oder hatte er das in einem Penélope-Cruz-Film gesehen?

»Deine Hände«, sagte sie, »haben uns gestern eine Lektion in Demut erteilt.«

»Du übertreibst«, erwiderte er. »Und es ist noch zu früh. Wir wissen noch gar nichts.«

»Ich weiß, was ich gesehen habe. Obwohl, nein, ich weiß nicht, was ich gesehen habe. Ich war da, aber …«

»Aber?«, fragte er.

»Du hast dich verwandelt … du warst da und gleichzeitig nicht da. Als hättest du im Kopf Zugang zu Formen des Wissens und der Selbstbeherrschung gefunden, in denen du sozusagen verschwunden bist. Weißt du, was ich meine?«

»Nein. Aber spielt das eine Rolle?«

»Ja, weil ich dir ein Kompliment machen will. Aber das kommt wohl nicht bei dir an.«

»Du darfst mir gerne Komplimente machen, aber erst in einem Monat.«

»Ich trage es in meinen Kalender ein«, sagte sie lächelnd. »Hast du ein bisschen geschlafen?«

»Ja. Und du?«

»Wie ein Stein.«

»Kümmert sich zu Hause jemand um dich?«, fragte Jaap.

»Du meinst, ob ich mit jemandem zusammenlebe? Meine Tochter wohnt wieder zu Hause. Vorher war sie ein Jahr lang in Mendoza, wo ich herkomme. Und du, bist du in einer Beziehung?«

»Nein. Jedenfalls nicht so richtig.«

Er dachte an Geertje, aber er wollte jetzt nicht behaupten, dass sie seine Partnerin war, weil er Angst hatte, Barbara dadurch abzuschrecken. Damals waren sie beide verheiratet gewesen, was es umso spannender gemacht hatte. Er tat Geertje unrecht.

»Und du?«

»Auch nicht so richtig. Freundschaft plus«, sagte Barbara. »Ab und zu übernachtet er bei mir.«

»Kenne ich«, sagte Jaap. Er hätte das Gleiche über Geertje sagen sollen, aber wozu? Er fragte: »Sollen wir etwas Schönes unternehmen, wenn wir das hier hinter uns haben?«

»Unbedingt.«

Sie schwiegen einen Moment lang, und er wurde von einem Gefühl übermannt, das er hasste: Melancholie. Oder überfielen ihn seine Einsamkeit und Hilflosigkeit? War das überhaupt ein Unterschied? Die Nächte mit Barbara waren womöglich die intensivsten seines Lebens gewesen. War das nicht erbärmlich und traurig?

»Vielleicht hätten wir damals …« Er wusste nicht weiter. Warum wollte er das jetzt zur Sprache bringen? Aber was hatte er zu verlieren? »Ich habe oft daran gedacht damals, an dich.« Offenherziger als wohl je zuvor in seinem Leben fuhr er fort: »Öfter, als es vielleicht gut für mich war. Wie oft sind wir in diesem Hotel gewesen?«

Barbara schaute ihn erstaunt an: »Sechs, sieben Mal?«

»Achtzehn Mal. Ich weiß es ganz genau. Du warst damals die Einzige für mich. Und was haben dir diese … diese Nächte bedeutet?«

»Sie waren herrlich, Jaap. Aber vielleicht … Ich muss dir gestehen, dass ich damals ziemlich wild war. Ich habe mich noch mit anderen Freunden getroffen, wenn sie in Jerusalem waren. Aber diese Nächte mit dir waren …«

»Sag, dass sie unglaublich waren!«

»Unglaublich«, sagte sie lächelnd.

Jaap schalt sich in Gedanken einen Trottel. Für sie war er nur einer von vielen gewesen. Hier, in dieser nackten Kantine, hatte er sich plötzlich von einer Illusion mitreißen lassen. Vor Nicole hatte er das Leben eines begehrten Junggesellen genossen, aber während ihrer Ehe hatte er sich zur Treue gezwungen, was ihn übrigens keine Mühe gekostet hatte. Für ihn war Barbara einzigartig gewesen, das Licht am Ende des muffigen Tunnels seiner gescheiterten Ehe. Für sie dagegen war er … Er wollte gar nicht darüber nachdenken.

»Wir machen etwas Schönes zusammen«, wiederholte Barbara, die netterweise so tat, als durchschaute sie ihn nicht. So fühlt sich das also an, dachte Jaap: Gesichtsverlust. Sie las in ihm wie in einem offenen Buch. Er kam sich widerlich unbedeutend vor und wusste nicht, ob er Barbaras kleine Wiedergutmachung annehmen konnte.

Sie trank einen Schluck, und er sah, wie ihre Hand zitterte. Jetzt war es an ihm, so zu tun, als merke er nichts.

Sie sagte: »Ich habe es jetzt seit vier Jahren. Es ist unter Kontrolle und verschlimmert sich nicht. Heute Abend das CT?«

»Heute Abend«, bestätigte er. »Wenn es gut aussieht, dann erst wieder nach achtundvierzig Stunden, und dann noch einmal nach zweiundsiebzig Stunden. Danach wecken wir sie auf.«

»Und dann unternehmen wir etwas Schönes«, sagte Barbara noch einmal.

2

Zweiundsiebzig Stunden nach der Operation saß Jaap allein in der Kantine. Die Zeit zwischen den Untersuchungen verbrachte er an seinem Handy. Er schaute sich Filme und ein paar Folgen von Serien an, die er schon gesehen hatte, aber immer noch unterhaltsam fand, wie *Breaking Bad*.

Es war zweiundzwanzig Uhr, als wie angekündigt die Tür aufschwang und der Ministerpräsident eintrat, gefolgt vom Herrscher. Beide Männer trugen Baseballkappen, die sie tief ins Gesicht gezogen hatten, Hoodies und schwarze Sneakers. Der Herrscher war einen halben Kopf größer als der Ministerpräsident, der auch nicht gerade klein war. Manchmal hatten Herrscher die entsprechende Statur. Beide nahmen ihre Kappen ab, sobald sie drinnen waren.

Jaap stand auf und wollte den Ministerpräsidenten mit ausgestreckter Hand begrüßen, aber der Herrscher hielt den Ministerpräsidenten mit einer knappen Handbewegung zurück. Dann umarmte er Jaap, dieser Mann, der den Ruf eines Mörders hatte, aber vielleicht auch ein Reformer war. Jaap interessierte sich nicht für Politik. Er spürte den großen, starken Körper, roch Rasierwasser, Parfüm oder Deodorant.

Der Herrscher sagte nichts. Als er Jaap losließ, ergriff er dessen rechte Hand, führte sie zum Mund und drückte einen Kuss darauf. Dann sagte er: »Danke.«

Der Ministerpräsident war stehen geblieben und lächelte Jaap etwas ratlos an.

Sie setzten sich. Rina kam aus einer Ecke und fragte, ob sie etwas trinken wollten. Wasser.

Der Herrscher sagte: »Soweit ich informiert bin, sind die ersten zweiundsiebzig Stunden von entscheidender Bedeutung. Wenn sie die ohne Komplikationen übersteht …«

»Wir müssen noch abwarten …« Jaap zögerte, sollte er ihn mit Vornamen anreden? »Eure Hoheit«, sagte er.

»Sal«, korrigierte ihn der Herrscher. »Wir sind jetzt eine Familie. Für immer.«

Jaap wusste nicht, ob er das wollte. Er sagte: »Sal, noch ist es zu früh für Prognosen. Aber von jetzt an … Jeder Tag ohne Komplikationen erhöht die Chancen, dass sie gesund aufwacht.«

Der Herrscher sagte: »Neurologen haben mir garantiert, dass nach zweiundsiebzig Stunden die Chancen auf Genesung mit jedem Tag um fünf Prozent steigen. Das ist doch ein Grund zur Zuversicht, nicht wahr, Professor?«

»Ja«, sagte Jaap. »In der Tat. Aber ich würde hier nicht von Garantien, sondern lieber von Wahrscheinlichkeiten reden.«

»Ich will es jetzt aus Ihrem Mund hören, Jaap. Die kommenden Tage, wie werden sie aussehen?«, fragte der Herrscher.

Jaap fügte sich. Wenn der Herrscher befahl: Rede!, konnte man sich nicht weigern. Der Ministerpräsident nickte ihm äußerlich ruhig zu, aber höchstwahrscheinlich war er genauso nervös wie Jaap.

Jaap begann: »Wenn wir sie aus der Narkose aufwecken, wird sie noch wochenlang müde und geschwächt sein. Sie braucht Krankengymnastik, um ihre Muskulatur wieder zu kräftigen, und sie wird Atemübungen machen müssen. Außerdem wird sie wochenlang Kopfschmerzen haben. Sie darf nichts heben, und sie darf – ich muss das erwähnen, Sal – ihren Darm nicht zu sehr belasten, sodass es nicht zu einer Verstopfung kommt. Sie muss viel trinken und leicht verdauliche Kost zu sich nehmen. Die Pflegekräfte sollten darauf achten, ihre Kopfhaut sauber zu halten, Infektionen müssen unbedingt vermieden werden. Kein Föhnen. Kein Make-up. Ihr Gesicht ist momentan geschwollen, um die Augen herum haben sich Blutergüsse gebildet, aber die verschwinden nach zehn bis elf Tagen. Dadurch, dass wir den Schädel geöffnet und Gehirnflüssigkeit abgesaugt haben, muss sich jetzt wieder Liquor bilden. Das kann zu erhöhtem Druck im Kopf führen, aber das wird sorgfältig überwacht. Es kann sein, dass ihr übel und schwindlig ist. Beim Gehen könnte sie das Gleichgewicht verlieren, deswegen sollte immer jemand bei ihr sein, um sie zu stützen. All diese Nachwirkungen werden mit ziemlicher Sicherheit in den nächsten Wochen auftreten, aber wenn alles gut gegangen ist, werden die Symptome wieder abklingen. Bevor sie nach Hause zurückkehrt, möchte ich mit den Kolleginnen und Kollegen in Riad sprechen. Ich glaube, sie kennen sich genauso gut aus wie ich. Um Krämpfen vorzubeugen, wird Noora Keppra einnehmen müssen. Gegen Verstopfung kann man es mit Lactulose versuchen. Im Übrigen ist sie jung und gesund, es kann also gut sein, dass kein Schwindel auftritt und sie sich schon bald wieder genauso gut bewegen kann wie früher.«

Der Herrscher fragte: »Wann holen Sie Noora aus der Narkose?«

»Morgen früh. Zwischen fünf und sechs.«

»Darf ich dabei sein?«

»Im Kontrollraum. Nicht auf der Intensivstation. Es wird ein paar Stunden dauern, Sal.«

»Ist sie danach wieder transportfähig?«

»Nein, auf keinen Fall. Nachdem sie aufgewacht ist, müssen wir noch etwa zehn Tage abwarten.«

»Kann sie fliegen?«

»Nein, sie muss auch diesmal wieder auf dem Landweg transportiert werden.«

»Wann können Sie feststellen, ob die Operation etwas verursacht hat, das man noch nicht absehen kann?«

»Ab jetzt – ich schätze in vier Wochen.«

»Kommen Sie dann nach Riad?«

»Gerne. Bis dahin stehe ich täglich in Kontakt mit Ihren Ärztinnen und Ärzten. Sollte es zu Komplikationen kommen, mache ich mich sofort auf den Weg.«

»Ich vertraue Ihnen, Jaap. Noch nie in meinem Leben habe ich jemandem so sehr vertraut wie Ihnen.«

»Sie haben Unglaubliches geleistet, Professor«, sagte der Ministerpräsident.

»Wir machen einen großen Schritt in Richtung Frieden«, fügte der Herrscher hinzu.

Jaap schlief nicht und schaute sich stattdessen eine Serie an, die ihm nicht gefiel, aber das spielte keine Rolle. Es waren bewegte Bilder, und sie streiften nur am Rande sein Bewusstsein, während er im Kopf seine Entscheidungen noch einmal durchspielte wie ein Schachspieler seine Züge. Es gehörte zu seinen festen Gewohnheiten: Siebzig, achtzig Stunden nach einem Eingriff kehrte er in Gedanken in den OP zurück und sah mit dem entsprechenden Abstand, was er während der Operation bei voller Konzentration nicht gesehen hatte. Oder er hatte es gesehen, war sich dessen aber nicht bewusst gewesen, weil er sich im »Flow« oder in der »Zone« befunden hatte.

Er konnte sich nicht vorstellen, dass er einen Fehler gemacht, die falschen Entscheidungen getroffen hatte. Stattdessen hatte er das Gefühl, dass es die beste Operation war, die er je durchgeführt hatte und von der leider außer den unmittelbar Beteiligten nie jemand etwas erfahren würde. Er konnte nicht darüber veröffentlichen, durfte nicht darüber sprechen. Die junge Frau würde überleben, ihre Chancen verbesserten sich von Stunde zu Stunde, und wenn alles so lief, wie der Herrscher es sich vorgestellt hatte, würde der Thron eines Tages auf sie übergehen.

Frieden.

Seine Gedanken hörten nicht auf zu mahlen. Was hatte er falsch gemacht? Gar nichts? Hatte er am *Aufstieg der Herrscherin* mitgewirkt?

Jaap wünschte sich auch Frieden für seine eigene Tochter.

3

Der Herrscher hatte sein Gesicht verhüllt. Er stand auf der Intensivstation am Bett seiner Tochter, die den Mittelpunkt von Kabeln, Schläuchen, Sensoren und einem Kreis von Maschinen mit Dutzenden von blinkenden Lämpchen bildete. Rot, grün, gelb, blau, rot. Sie trug einen dicken weißen Verband um den Kopf. Nach eineinhalb Stunden blinzelte sie. Nach drei Stunden drückte sie seine Hand, erst mit links, dann mit rechts. Der Herrscher blickte auf zu einer Kamera, damit die Zuschauer im Kontrollraum in seinen Augen lesen konnten, sagte aber nichts.

Sie folgten einem bewährten Post-Anästhesie-Ablauf. Wer leicht aufwachte, hatte gute Chancen. Fünfundneunzig, neunundneunzig Prozent. Jaap hatte schon Hunderte von Patienten gesehen, die auf unterschiedliche Weise aufgewacht waren, von schnell über langsam bis gar nicht. Die junge Frau gehörte zu den Schnellsten. Jaap freute sich für den Herrscher, der hier im Krankenhaus in erster Linie Vater war. Seine Tochter kehrte zurück. Jaap konnte es nur schwer ertragen. Die Anästhesisten, die Oberschwestern, Chaim Gorewitz – alle sahen zu. Wussten sie, wer der Mann mit der Gesichtsmaske war? Sie waren zum Schweigen verpflichtet, genau wie Jaap. Nachdem er Barbara offiziell die Leitung übertragen hatte, verließ er den Kontrollraum.

Draußen sah er dem Rauch seiner Zigarette hinterher, der im Wind verwehte. Hinter den Türmen des Krankenhauskomplexes versperrte ein Hügel den Blick auf Jerusalem. Das ursprüngliche Krankenhaus befand sich woanders; dieser medizinische Komplex, eine Stadt in sich, war nach dem Unabhängigkeitskrieg gebaut worden. Vierzehnhundert Betten. Das AMC verfügte über eintausend. Er wusste nicht, ob es in den Niederlanden ein Krankenhaus mit so vielen Betten gab. Er hätte zufrieden sein sollen, war es aber nicht. War es das gewesen? Ja, das war es. Er wollte hier weg.

Rina und eine Person vom Sicherheitsdienst waren ihm gefolgt, hielten aber diskret Abstand. Rina nahm einen Anruf entgegen und kam dann zu ihm herüber.

»Der Vater«, sagte sie, reichte ihm das Handy und zog sich zurück.

Jaap sagte: »Ja, Sal?«

»Und jetzt?«, fragte der Herrscher.

»Jetzt sieht es gut aus.«

»Wie gefährlich war es?«

»Sehr gefährlich.«

»Ich will ganz offen sein, Professor. Nooras Missbildung gehörte zur schlimmsten Kategorie. Das Blutgefäß hätte jeden Moment platzen können, oder? Dann hätte sich ihr Kopf mit Blut gefüllt. Wie lange hätte sie noch geatmet? Ja, lange, an der Herz-Lungen-Maschine. Aber sie wäre nur noch eine leere Hülle gewesen. Ich habe das alles in meiner Fantasie durchgespielt, Jaap. Ich wollte mich bewusst damit auseinandersetzen. Woher hatten Sie den Mut zu dem Eingriff?«

»Ich weiß nicht, ob das Mut war.«

»Warum haben Sie es dann trotzdem getan?«

Jaap nahm an, dass der Herrscher die Wahrheit hören wollte: »Ich bin davon ausgegangen, dass Sie mich umbringen lassen, weil die Operation eigentlich nicht gelingen konnte. Solche Operationen können nicht gelingen. Aber ich wollte die drei Millionen Dollar. Ich muss meine Tochter finden. Hätten Sie mich töten lassen?«

»Ja.«

»Warum wollten Sie mich haben, und warum haben Sie mich nicht aufgehalten?«

»Sie war dem Untergang geweiht. Ich musste einen Mann finden, der alles verloren hatte.«

Nur Herrscher sagen solche Dinge, dachte Jaap. Hatte er alles verloren? Ja, vielleicht hatte er das. Nein. Sie war am Leben.

Er sagte nichts.

Der Herrscher fragte: »Wird sie es schaffen?«

»Aller Wahrscheinlichkeit nach ja.«

»Warum sind Sie aus dem Kontrollraum geflüchtet?«

Jaap konnte nicht lügen. Er wartete, bis sich seine Atmung normalisiert hatte.

»Es hat mich zu sehr bewegt«, sagte er dann.

Der Herrscher schwieg einen Moment lang. Dann fragte er: »Werden Sie die weitere Behandlung dem Team überlassen?«

»Ich werde bei ihr bleiben, bis sie transportfähig ist. Ich rechne damit, dass es in etwa zehn Tagen so weit ist.«

»Kommen Sie sie einmal besuchen?«

»Ja.«

»Wie wollen Sie den Betrag? In Gold?«

»In Gold?«

»In Diamanten? In bar?«

4

Neun Tage später, nachts um halb drei, zählte Jaap mehr als zwanzig unbewaffnete arabische Männer im Korridor, die sich von ihren israelischen Kollegen nicht unterschieden, bis auf einen wesentlichen Aspekt: Die israelischen Sicherheitskräfte trugen Waffen. Angeblich befanden sich Ärzte unter den Arabern, aber keiner hatte sich vorgestellt.

Jaap half Noora, sich in einen Rollstuhl zu setzen, und schob sie zum Ende des Ganges, wo es einen Aufzug gab, den er vorher nicht bemerkt hatte. Sie trug eine spezielle Haube um den Kopf, die verhindern sollte, dass ihr Schädel und die Operationswunde versehentlich mit einem harten Gegenstand in Berührung kamen. Die arabischen Sicherheitsleute bildeten einen Kreis um sie. Ein Stockwerk höher betraten sie eine verlassene Tiefgarage, deren Boden so sauber war, als hätte nie ein Fahrzeug dort gestanden. Sechs schwarze Mercedes-Vans erwarteten sie. Rina stand neben dem dritten Bus, neben der offenen Schiebetür.

Die junge Frau sah bereits besser aus. Unter der Gesichtshaut schimmerten ein paar harmlose Blutergüsse, aber die würden in etwa zwei Tagen vollständig verschwinden, das hatte er ihr versprochen. Er half ihr aufzustehen. Sie reichte ihm die Hand, als sie in den dritten Mercedes gestiegen war, zwischen den Männern hindurch, die sie in ihr Heimatland begleiten würden. Die Männer wichen für Jaap beiseite.

Er hielt ihre Hand, bis sie sie losließ. Dreißig Sekunden lang. Sie sah ihn nicht dabei an. Sie legte sich auf das im Bus montierte Bett. Jaap trat zurück, während Rina sich dem Mädchen gegenübersetzte.

Nun begann die Choreografie des Einsteigens der arabischen und israelischen Sicherheitskräfte, insgesamt etwa vierzig Männer, die alle genau wussten, in welchem Bus sie sitzen sollten, und die innerhalb von Sekunden ihre Plätze eingenommen hatten. Die Türen der Busse glitten automatisch ins Schloss, verriegelten sich mit einem lauten Klacken, und die Karawane setzte sich in Bewegung.

Durch die getönten Scheiben konnte Jaap die Insassen nicht sehen, aber er blickte den Fahrzeugen nach, bis das letzte Rücklicht hinter der Betonmauer verschwand und sich das schwere Eingangstor der Tiefgarage geschlossen hatte.

Es wurde still.

Als Jaap sich umdrehte, sah er, dass Barbara bei den Aufzugtüren stand.

Er ging auf sie zu, und es fühlte sich natürlich an, dass sie ihn umarmte, sogar innig, und es war genauso natürlich, dass sie nichts sagte. Dann drückte sie den Aufzugsknopf.

Barbara ging mit ihm hinaus. Ein anderer Van würde ihn nach Tel Aviv bringen. Jaap fragte sie, ob sie ihn begleiten wolle, wenn er in etwa einer Woche nach Riad fuhr.

Sie sagte, es sei eine Ehre, dass er sie gefragt habe.

»Du bist ein Teil davon, ohne dich wäre das alles nicht geschehen«, sagte Jaap.

»Kann sein«, gab sie zu und sagte dann: »Vielleicht haben wir Geschichte geschrieben.«

»Das werden wir erst in hundert Jahren wissen«, erwiderte Jaap.

»Hundert?«, wiederholte sie.

»Na ja, vielleicht in fünfzig«, sagte Jaap.

Er erkannte den Fahrer wieder, der neben dem Van wartete, aber er wusste nicht mehr, an wen er ihn erinnert hatte, und er wusste auch nicht, ob das gut oder schlecht war. Der Fahrer sagte, er habe Jaaps Koffer bereits verladen.

Barbara blieb bei ihm, während er eine Zigarette rauchte.

Er blickte hinauf zu den erleuchteten Fenstern in den Gebäuden, Räume der Pflege, mit Apparaten, Händen, die Infusionen legten, Injektionen und Herzmassagen verabreichten, eine Notoperation vorbereiteten, eine Wange streichelten. Und hier und da in einem dunklen Raum, wie er es vor langer Zeit in seiner Rolle als Al Pacino erlebt hatte, Hände, die einen Reißverschluss öffneten oder ein

Höschen heruntergezogen – oder war das inzwischen übergriffig und tabu?

»Sollen wir heute Abend feiern?«, fragte er übermütig.

»Nicht heute Abend«, erwiderte Barbara. »Ich bin müde. Morgen?«

Jaap ließ sich nicht anmerken, dass sie ihn von seiner Angst befreit hatte, in den nächsten Tagen allein zu sein. Er durfte sich jetzt auf ihr »morgen« freuen. Möglicherweise hatte sie das Versprechen nur aus Mitleid gegeben, aber war das so schlimm?

»Morgen«, wiederholte Jaap.

»Die Cantina am Rothschild, um die Ecke vom Norman«, sagte Barbara. »Sie ist nicht mehr so gut, wie sie einmal war. Aber der Chefkoch ist der Partner eines Kollegen, und man kann schön auf der Terrasse sitzen.«

»Höchste Zeit, auf der Terrasse zu sitzen«, sagte Jaap, auch wenn er nicht sicher war, ob er es ernst meinte.

Zurück im Norman, brachte man ihn erneut in eine Suite mit einem riesigen, breiten Bett; es war halb fünf Uhr morgens, aber er schlief nicht, sondern begleitete in Gedanken stundenlang Noora auf ihrer Reise. Es hätte eine kürzere Strecke über Jordanien gegeben, doch die war nicht kontrollierbar. Deshalb fuhr der Konvoi so lange wie möglich durch Israel, dann kurz über Jordanien und so schnell wie möglich weiter nach Saudi-Arabien. Insgesamt achtzehn Stunden Fahrt. Zwischen acht und neun Uhr heute Abend würden sie in Riad ankommen.

Rina hielt ihn mittels Textnachrichten auf dem Laufenden. Beerscheba. Mitzpe Ramon. Eilat. Nummernschildwechsel. Aqaba. Erneuter Austausch der Nummernschilder. Saudi-Arabien.

Es kann immer noch alles schiefgehen, dachte er.

Er erwachte am späten Vormittag; er war in der Sitzecke der Suite eingeschlafen.

Bereits Stunden zuvor hatte Rina geschrieben, dass sie Haql erreicht hatten, die saudische Hafenstadt unterhalb des jordanischen Aqaba. Israelische Sicherheitskräfte waren mit drei Bussen an der Grenze in Eilat zurückgeblieben, und die kurze Strecke durch Jordanien hatten die drei verbliebenen Mercedes-Vans in vierzig Minuten zurückgelegt. Bisher alles im grünen Bereich, schrieb Rina.

Jaap musste irgendwie die Zeit bis acht, neun Uhr heute Abend überstehen, der geschätzten Ankunftszeit im Krankenhaus in Riad, und er schlenderte durch heiße Straßen, die von verfallenen und renovierten, rechtwinkligen und eleganten Bauhausgebäuden gesäumt wurden, vorbei an Ständen, an denen Obst ausgepresst wurde – er bestellte irgendwo einen Mangosaft und eine Stunde später einen Orangensaft –, und an Schmuckläden und Bekleidungsgeschäften entlang, und alles war vertraut und exotisch zugleich, und er fragte sich, ob er hier Fuß fassen könnte und wie lange er es noch in seinem leeren Haus an der Vecht aushalten würde.

Nach allen möglichen Umwegen gelangte er zur Strandpromenade. Er fühlte sich alt und hässlich inmitten der Scharen von jungen Leuten, die anscheinend die Zeit hatten, ihre muskulösen Körper zu trainieren, und an einem normalen Wochentag nicht arbeiten mussten. Die Frauen stellten ihre Brüste, Pos, gebräunten Bäuche und Schultern zur Schau, und er ertappte sich dabei, wie er den hübschesten hinterherschaute. Er konstatierte, dass er nichts weiter als ein verzweifelter alter Sack war. Würden sie ihn beachten, wenn sie wüssten, dass er den Weg für den Frieden geebnet hatte? Aber was bildete er sich ein?

Er kaufte sich irgendwo einen Strohhut, da sein kahler Kopf keine Sonne mehr vertrug, ging nach Süden in Richtung Jaffa, und ihm fiel wieder ein, wo der Carmel-Markt lag.

Stündlich erhielt er eine Textnachricht von Rina. Die Reise verlief störungsfrei und entspannt. Noch war alles in Ordnung mit der jungen Frau. Auf dem Carmel-Markt, im Grunde eine schmale, von zahllosen Ständen gesäumte Straße, ließ er sich mit der Menge treiben und schlenderte an Ständen vorbei, die Gewürze, T-Shirts, Handyhüllen, Küchenutensilien, Obst, Obst und nochmals Obst verkauften. Hier war es noch heißer; der Lärm war ohrenbetäubend, und er kämpfte sich aus dem Markt heraus und landete in einer Seitenstraße mit heruntergekommenen Häusern, in denen sich hippe – sagte man das überhaupt noch? – Bars und Cafés befanden. Er setzte sich in den Schatten einer der Bars und trank eine Cola, eine altmodische, eiskalte Cola. Es war Jahre her, dass er sich eine gegönnt hatte, und sie belebte ihn.

Anschließend gelangte er zu einem schmutzigen, großen Bereich, in dem Busse ankamen und abfuhren, und ständig überholten ihn junge Leute auf diesen verdammten E-Scootern. Jedes Mal erschrak er, sprang zu spät und unbeholfen beiseite und verwünschte die sportliche Jugend, die so unnötig ihre gesunden Körper riskierte, ihre Gliedmaßen und vor allem ihre Köpfe, die bei einem Sturz brechen könnten, was bedeutete, dass sie nie wieder nach Hause kämen, und wenn doch, dann mit irreparablen Schäden, gelähmt oder blind.

Er schaffte es, das Norman zu erreichen, ohne ein Taxi zu nehmen. Und wieder schlief er ein, bis er um halb zehn vom Klingeln des Handys geweckt wurde.

5

»Sie ist zu Hause«, sagte der Herrscher. »Es geht ihr gut. Die Ärzte sagen, sie ist in bester Verfassung. Sie wird ein normales Leben führen, Jaap. Sie wird nach und nach unsere Geschichte und eure Geschichte verstehen und eine Vorstellung für eine gemeinsame Zukunft entwickeln. Von dem Moment an, als sie Ihnen in die Augen sah, wusste sie, dass alles gut werden würde. Das gleiche Gefühl hatte ich auch. Sie haben das Unmögliche möglich gemacht. Ihre Reise nächste Woche wird von meinen Leuten organisiert werden, Sie brauchen sich um nichts zu kümmern.«

Kurz darauf, Jaap saß immer noch in der gleichen Position auf dem Sofa, das Handy in der Hand, rief der Ministerpräsident an: »Alles wird sich zum Guten wenden, Professor. Dank Ihnen.«

Eine weitere halbe Stunde lang blieb Jaap so, fast ohne etwas zu denken, auf dem exquisiten Sofa in seiner Suite sitzen. Dann stand er auf, verließ das Hotel und ging in Richtung Rothschild-Boulevard, der Flaniermeile. Er folgte der Straße nach Süden, in Richtung der belebten Allenby Street, einer Querstraße, auf der es selbst zu dieser Stunde von jungen Leuten wimmelte, so viele junge Leute, all diese lächelnden, verführerischen, unschuldigen jungen Menschen, sodass er den Gedanken nicht unterdrücken konnte, dass Lea irgendwo in diesem Land umherlief, auch wenn das unmöglich war. Aber was war schon unmöglich, nachdem er das Unmögliche getan hatte?

Jaap schlenderte ein wenig benommen durch die Gegend, beunruhigt von seinen eigenen Illusionen. Er aß irgendwo einen Burrito, dann spazierte er unter den Flamboyantbäumen auf dem Rothschild-Boulevard zurück nach Norden und kam dabei an ein paar schmutzigen Obdachlosen vorbei, die barfuß und besitzlos auf oder neben Bänken schliefen.

Er erhielt eine Nachricht, und irgendwo auf dem Rothschild blieb Jaap stehen und öffnete die App der First Abu Dhabi Bank. Er zählte sechs Nullen von rechts nach links, und die Reihe endete mit 997. Sie hatten die bereits gezahlten drei Millionen abgezogen. Erbsenzähler, dachte er, und dann: Na und? Tausend Millionen.

Er konnte nicht viel mehr als drei Mahlzeiten am Tag essen. Er brauchte ein neues Dach für sein Haus. Ein neues Paar Nikes hielt drei Jahre lang. Autos waren ein notwendiges Übel. Er musste das Geld verschenken. Er musste sich für wohltätige Zwecke entscheiden und den Philanthropen spielen. Und er konnte das Budget des Geologen um das Zehnfache erhöhen. Das war das Erste, was er tun würde. Er würde das Vermögen für seine Tochter ausgeben, die Jüdin werden wollte.

Eine Gruppe luftig gekleideter junger Mädchen ging an ihm vorbei, flache, nackte Bäuche, Leggings, die ihre Hintern eng umschlossen, sie johlten und umarmten sich gegenseitig. Lea hätte unter ihnen sein können. Mein Gott, er war, trotz des Kontoauszugs der Bank, bettelarm.

Und überall Hunde, das war ihre Stadt, gefolgt von Menschen, die nicht merkten, dass sie von ihren Hunden Gassi geführt wurden. Er wich einem Scheißhaufen aus, und als er wenig später versehentlich auf dem Fahrrad- und Rollerweg landete, wurde er auf Hebräisch beschimpft – was riefen sie? Hundeschwanz?

Um halb eins war er zurück in seiner Suite. Er wünschte sich, es wäre schon der nächste Abend und er könnte sich auf der Terrasse der Cantina Barbara widmen und der hoffnungsfrohen Frage, was er tun sollte, damit sie die Nacht mit ihm, dem Sohn des Öljuden, verbrachte. Er wusste nicht, wie viele einsame Nächte er noch ertragen konnte.

Am nächsten Morgen erhielt er eine SMS von Rina, dass sie wieder in Jerusalem sei und nur Positives höre. Eine mögliche verhängnisvolle Komplikation war nicht eingetreten.

Da er annahm, Barbara würde einen modernen Anzug, ein schönes weißes Hemd und neue Schuhe zu schätzen wissen, nahm er ein Taxi zur Fashion Mall, ein Albtraum, aber es diente einem guten Zweck. Alles in allem sechstausend Euro. Das war mehr, als er in den letzten zwanzig Jahren insgesamt für Kleidung ausgegeben hatte.

Sollte er einen Hut tragen? So einen, wie ihn Walter White aufgesetzt hatte, als er sich in *Breaking Bad* in Heisenberg verwandelt hatte? Einen Porkpie? Ob Barbara die augenzwinkernde Anspielung verstand? Cooler als ein Porkpie ging's nicht. Im Einkaufszentrum gab es die Hüte nicht, aber er bekam den Tipp, es auf dem Markt zu versuchen. Dort fand er einen schwarzen Porkpie für umgerechnet acht Euro. Mit dem auf dem Kopf war er nicht mehr kahl. Ob Barbara ihn auslachen würde?

In der Suite hängte er den Anzug an einen Schrank, das Hemd daneben, stellte die Schuhe darunter und ließ den Gesamteindruck auf sich wirken. Eine von den blauen Pillen, die er von zu Hause mitgebracht hatte, steckte er schon einmal in eine Tasche des Jacketts. Er wusste nicht, ob es so weit kommen würde, aber mein Gott, die Hoffnung stirbt zuletzt.

Um fünf vor halb acht verließ Jaap von Kopf bis Fuß gestylt das Norman und ging mit den knarzenden neuen Schuhen die dreißig Meter bis zum Rothschild-Boulevard. Es war bereits dunkel. Als er gerade nach links in Richtung Cantina abbiegen wollte, trat er in Hundescheiße.

Mit dem rechten Schuh.

Bis zum oberen Rand der nagelneuen Sohle war das ekelhafte Zeug hochgequollen, so tief war er eingesunken.

In seinem neuen dunkelblauen Anzug von Ermenegildo Zegna, dem schicken weißen Hemd der gleichen Marke mit Kragen nach der neuesten Mode, Heisenbergs schwarzem Porkpie auf dem Kopf und braunen Bontonis mit Ledersohle an den Füßen, war er selbstbewusst an die Straßenecke getreten, ohne den Bürgersteig nach Stolperfallen abzusuchen, wie er es normalerweise automatisch tat. Und zack, war er mit dem rechten Schuh mitten in einen großen

Hundehaufen getreten, ausgerechnet jetzt, in seinem Verführeraufzug und mit Hipsterhut.

Scheiße, im wahrsten Sinne des Wortes.

Er versuchte, am Bordstein die Sauerei von seinem Schuh abzustreifen, was bescheuert aussah, weil es bescheuert war, in seinem Sechstausend-Euro-Outfit mit Kacke unter seinen Bontonis. Hilflos mit den Armen fuchtelnd, um das Gleichgewicht zu halten, schabte er mit der Sohle über den Bordstein und wurde auch ein bisschen los, aber bei Weitem nicht genug. Sollte er gleich auf der Restauranttoilette eine Rolle Klopapier dafür opfern oder noch mal zurück ins Hotel gehen? Er setzte seinen Weg zur Cantina fort.

Die Terrasse lag höher als der Bürgersteig, mindestens einen Meter fünfzig, und hinter eleganten, weiß gedeckten Tischen mit noblen Gästen sah er Barbara, die sich mit einem Mann in einer weißen Kochjacke unterhielt. Barbara bemerkte ihn, lächelte, winkte und nickte ihm anerkennend zu. Er lächelte, weil sie in ihrem engen roten Kleid, den roten High Heels und dem üppigen schwarzen Haar betörend schön aussah.

Er begann, die sechs Stufen zur Terrasse hinaufzusteigen, und es war die vierte Stufe, auf der er mit der von Scheiße verschmierten Sohle seines Bontonis ausrutschte.

Sofort suchte er Halt am Geländer, aber es war zu spät. Er verlor das Gleichgewicht, sein rechter Fuß rutschte komplett ab, und er spürte, wie seine Knie auf den scharfen Kanten der obersten beiden Stufen auftrafen, wie ihm der Porkpie vom Kopf segelte, und auch, wie er mit der Stirn auf dem Fliesenboden aufschlug.

Daraufhin musste er für ein, zwei Sekunden das Bewusstsein verloren haben, aber die Schreie der Restaurantgäste brachten ihn wieder zur Besinnung. Er wollte sich aus dieser peinlichen Position befreien und sich aufrappeln, doch zu seiner Enttäuschung konnte er es nicht, sein magerer Körper war zu schwer.

Mit der linken Hand tastete er nach dem Porkpie, denn er dachte, wenn er damit seinen Kopf bedeckte, seinen Kopf, in dem ein entsetzlicher Hagelsturm ausgebrochen war, mit Steinen, so groß wie Golfbällen, wäre die Demütigung weniger schlimm.

Aber er griff ins Leere.

6

Jaap kam zu sich, als man ihn auf die Trage legte. Er wagte es nicht, die Augen zu öffnen, und es war ohnehin klar, was um ihn herum und mit ihm geschah. Er hörte Barbaras Stimme; sie gab laut und gebieterisch Befehle, zumindest klang es so.

Jaap tastete sein Gesicht ab, fühlte und schmeckte Blut. Er war heftig mit dem Kopf aufgeschlagen, mit dem ganzen Körper, und er fragte sich, ob das Blut seinen neuen Anzug und sein Hemd befleckt hatte. Und die Schuhe, klebte immer noch Scheiße am rechten Schuh?

Er spürte, wie die Trage angehoben und die Terrassentreppe hinuntergetragen wurde. Kurz darauf lag er in einem Krankenwagen.

Die Sirene heulte.

Er konnte die Augen nicht öffnen; alles tat ihm weh.

»Hörst du mich, Jaap?«

Das war Barbara. Gut, dass sie bei ihm war. Oder war es eher peinlich?

Sie nahm seine Hand.

»Drück zu, wenn du mich verstehst.«

Er war jetzt Patient. Er war nie Patient. Er war der Halbgott, der solche Dinge sagte wie Barbara. Drück zu, wenn du mich verstehst. Er drückte.

»Entschuldigung«, sagte er. »Es tut mir so leid, Barbara!«

»Pst, nicht sprechen«, sagte sie. »Wir nähen jetzt erst mal deinen Kopf. Und dann holen wir morgen alles nach. Oder übermorgen.«

Er sagte: »Du hast wunderschön ausgesehen.«

Er spürte, wie schnell der Krankenwagen fuhr, und er hörte die Sirenentöne, die anders klangen als in den Niederlanden.

»Wohin fahren wir?«, fragte er.

»Ins Sourasky. Und jetzt halt die Klappe.«

In seinem Kopf regneten weiter bleierne Hagelkörner auf ihn ein, und seine Kniescheiben schienen gebrochen zu sein, aber er war noch einigermaßen bei Verstand.

»Der Hut«, sagte er.

»Den habe ich dabei«, sagte Barbara.

»Das ist nur wegen dem Hut passiert. Ich habe mich … anders als sonst gefühlt. Wie in einem Film. Wie ein Schauspieler. Normalerweise achte ich auf Hundehaufen. Aber nicht, als ich diesen Hut aufhatte. Heisenberger.«

»Heisenberger?«, fragte Barbara.

Jaap wunderte sich: Heisenberger? Nein, er meinte Heisenberg, Werner, das Alter Ego des Protagonisten in *Breaking Bad*. Er sagte: »Walter White.«

»Jaap, ich verstehe dich nicht. Hör auf zu reden. Ganz ruhig.«

»Mein rechter Schuh«, murmelte er. »Scheiße. Hundescheiße.«

»Wir haben ihn«, ertönte eine männliche Stimme.

Etwas wurde auf seine Stirn gedrückt, ein Tuch glitt über seine Augenlider, seine Nase und seine Wangen.

Er drückte Barbaras Hand und sagte: »Dreißig Milligramm Codein.«

7

Er hörte Barbara ein paarmal »Professor Hollander« sagen, als er in die Notaufnahme des Sourasky gerollt wurde. Er spürte Bewegungen um sich herum, das Rascheln von Kitteln, Schritte in Sneakers. Und er hörte das Wort »Codein«. Das war gut. Er sträubte sich dagegen, die Augen zu öffnen, aber die Geräusche der Notaufnahme konnte er nicht ausblenden.

Vor langer Zeit hatte er ein Jahr lang als Assistenzarzt im OLVG, dem Onze Lieve Vrouwe Gasthuis, in der Notaufnahme die Wochenendfälle behandelt, die Säufer und Drogensüchtigen, die sich geprügelt hatten, über ihre eigenen Beine gestolpert waren oder sich etwas in den Anus gesteckt hatten, das nicht mehr rauswollte.

Erst wurde ein Ärmel des Zegna-Jacketts aufgeschnitten, dann das Hemd, und er konnte sie nicht aufhalten, die

Zerstörung der teuersten Kleidungsstücke, die er in seinem ganzen Leben je gekauft hatte.

Es war so tragisch durchschaubar gewesen: Er hatte sich dieses Kostüm angelegt in der Hoffnung, Barbara den Eindruck zu vermitteln, er sei ein selbstbewusster Macho. Er dachte, sie erwarte einen starken Mann, den Mann, der er einmal gewesen war, vor dem Scheitern seiner Ehe, dem Verschwinden von Lea, dem Verlust seines Haares. Doch der Sturz bewies, dass er ein halb impotenter, kahlköpfiger Schwächling war, der nur auflebte, wenn er mit seinem Rhoton-Besteck mikroskopisch kleine Verwachsungen aus einem Gehirn schneiden konnte.

Es wurde eifrig an ihm gearbeitet. Brennende Stiche fuhren ihm durch den Kopf. Es war nicht auszuhalten.

»Das wird eine ordentliche Naht. Deine Stirn sieht hinterher sicher interessant aus«, bemerkte Barbara.

Vielleicht lenkte das von seiner Glatze ab, so ein Netzwerk von Stichen. Würde er aussehen wie ein Kriegsveteran oder wie ein Trottel, der im Suff auf den Kopf gefallen war?

»Meine Beine«, sagte er.

Sie schnitten die Zegna-Hose auf.

Seine Knie wurden abgetastet, er hätte schreien können, zuckte unwillkürlich zusammen.

»Das Codein«, sagte Barbara.

Er spürte die Nadel, und innerhalb von dreißig Sekunden ließen die Schmerzen im Kopf nach. Codein war ein Opiat, aber ein mildes. Jetzt, wo er es am eigenen Leib erlebte, konnte er sich vorstellen, warum manche süchtig danach wurden. Seit er im Ruhestand war, durfte er keine Rezepte mehr ausstellen, aber er kannte Ärzte, die ihm sicher helfen würden, sich einen Vorrat an Codein zu verschaffen. Injektionsnadeln hatte er in Hülle und Fülle in den Schubladen zu Hause.

Sie machten weiter mit seiner Stirn. Er spürte die Nadel, aber keinen Schmerz. Es dauerte vielleicht zehn Minuten. Dann bekam er einen Verband um den Kopf.

»Fertig«, sagte ein Mann.

Jetzt öffnete Jaap die Augen. Seine Lider waren noch nicht geschwollen, aber morgen früh würde es anders aussehen.

»Wir möchten dich auch röntgen, nur zur Sicherheit«, sagte Barbara.

Sie stand neben dem Behandlungstisch; er erkannte dunkle Flecke auf ihrem roten Kleid, vermutlich sein Blut. Sie hatte ihr Haar hochgesteckt und schaute ihn mit einem Blick an, in dem er nichts anderes als »Loser« las.

Er sagte: »Das ist nicht nötig. Wenn ihr fertig seid mit dem Nähen, will ich sofort hier raus.«

»Wir wissen noch nicht, wie deine Knie den Sturz überstanden haben. Und wir wollen sichergehen, dass dein Kopf ansonsten nichts abgekriegt hat.«

Was sollte er dazu sagen? Er hätte dasselbe getan.

»Barbara, ich ersetze dir das Kleid. Wir gehen zusammen zu dem Geschäft, in dem du es gekauft hast, und du suchst dir ein neues aus. Zehn neue.«

»Bleib liegen, Jaap. Hör auf zu zappeln.«

»Es tut mir furchtbar leid«, sagte er.

Man fuhr ihn aus der Notaufnahme hinaus, vorbei an den Vorhängen, die den Blick auf die Behandlungstische verdeckten, hinter denen geweint, gestöhnt oder gelacht wurde.

In einem separaten Behandlungsraum wurden ihm sämtliche Kleidungsstücke ausgezogen, bis er nur noch seine Unterhose und seine Socken anhatte. Man streifte ihm einen Patientenkittel und Einwegpantoffeln über. Plötzlich dämmerte ihm, dass man ihm eben nur einen Schuh ausgezogen hatte.

Er fragte die beiden Krankenpfleger, von denen einer wie Jerry Seinfeld aussah und der andere … lass den Schwachsinn, dachte er.

»Was ist mit dem anderen Schuh?«

»Sie hatten nur einen an«, antwortete einer der Pfleger.

Jaap sagte: »Vielleicht hat man mir den anderen im Krankenwagen ausgezogen?«

Der andere Pfleger sagte: »Den finden die Kollegen schon, keine Sorge.«

Vielleicht hatten sie seinen schmutzigen Schuh weggeworfen. Tausendeinhundert Euro für ein Paar. Bis vor Kurzem war der dunkelblaue und weiße Stoffhaufen, der in der Zimmerecke lag, ein dreitausendneunhundertfünzig Euro teurer Zegna-Anzug und ein achthundertfünfzig Euro teures Zegna-Hemd gewesen. Was war die Hälfte eines Paars Bontonis wert?

Man legte ihm eine Infusion, was so ziemlich das Letzte war, was er im Moment brauchte – er wollte zurück ins Norman –, und er wurde liegend in die Radiologieabteilung gerollt. Dort halfen ihm zwei Pfleger auf die CT-Liege, weil er Schwierigkeiten hatte aufzustehen.

Der Radiologe fragte ihn, ob in letzter Zeit Aufnahmen von seinem Kopf gemacht worden seien.

Nein. Vor etwa acht Jahren zum letzten Mal. Er erklärte, dass bei ihm damals plötzlich Probleme mit der Gesichtserkennung aufgetreten seien. Zur Sicherheit habe er ein CT machen lassen, doch die Untersuchungen seien ohne Befund geblieben.

Man machte Aufnahmen von seinem Kopf und seinen Knien. MRT. CT.

Dann schoben sie das Bett in einen anderen Raum. Dort wurde er plötzlich so müde, dass er einschlief.

Jaap wachte auf, als sich das Bett wieder in Bewegung setzte. Er wurde von denselben zwei Pflegern wie vorhin einen Gang entlanggerollt und dann in einen Raum mit einem großen Monitor manövriert. Er sah sich selbst – sein Spiegelbild, seinen mageren Kopf mit einem weißen Turban als Krone. Von wegen Heisenberg.

Barbara, die jetzt einen hellblauen Arztkittel trug, sagte nichts weiter als: »Hallo.«

Die Pfleger verließen den Raum. Sonst war niemand da.

Barbara drückte einen Knopf an der Seite des Bettes und fuhr das obere Ende so weit hoch, dass Jaap den Monitor betrachten konnte.

Und das tat er.

Er sah Bilder von einem Geschwür, einem frontalen Meningeom, einem der Hirnhaut anhaftenden Tumor im vorderen Teil des Kopfes. Es war so groß wie ein Golfball. Meningeome waren in den meisten Fällen gutartig, aber sie konnten auf das Gehirn drücken und sich an verschiedenen

Stellen in den Hirnhäuten oder anderswo im Körper bösartig vermehren.

Dieser Tumor drückte auf die Frontallappen, von denen aus die Körperbewegungen gesteuert wurden, die aber auch bei mentalen Prozessen eine Rolle spielten. Stimmungen. Sprache. Selbstbeherrschung. Urteilsvermögen. Vernunft. Soziales Verhalten. Gedächtnis. Gesichtserkennung. Dem, was einen Menschen zum Menschen macht.

Jaap kannte sich mit solchen Meningeomen gut aus. Wenn sie nicht entfernt wurden – manchmal waren sie inoperabel –, konnten sie zu extremer Emotionalität, Epilepsie, Sinnesstörungen, Gedächtnisproblemen, Sprachstörungen und motorischen Defiziten führen. Neben einem chirurgischen Eingriff kam als Behandlungsmethode das aus verschiedenen Winkeln eingesetzte Gamma-Knife infrage, eine stereotaktische Bestrahlung mit hochdosierten Gammastrahlen.

In der Regel fand Jaap den chirurgischen Eingriff effektiver.

Barbara schob einen Stuhl neben sein Bett, und sie sahen sich an.

Für Jaap hatten die Bilder nichts Furcht Einflößendes, vielmehr etwas Vertrautes. Er hatte im Lauf seiner Karriere Hunderte von ihnen gesehen. Und jetzt zeigten sie ein Meningeom in seinem eigenen Schädel.

Barbara sagte: »Sie haben gute Leute hier.«

»Das weiß ich, ich war schon wegen der jungen Frau hier«, erwiderte er.

In dem Versuch, ihm Mut zu machen, fügte Barbara hinzu: »Keine Metastasen. Und deine Knie haben es ganz gut überstanden. Eine Kniescheibe ist leicht gerissen, du solltest also eine Zeit lang nicht Fußball spielen.«

»Zum Glück«, sagte er. »Vor acht, neun Jahren habe ich CT-Aufnahmen von meinem Kopf machen lassen, weil ich mir kaum noch Gesichter merken konnte. Ob ich das damals übersehen habe?«

»Vor acht Jahren muss es winzig gewesen sein«, erwiderte Barbara.

»Mein Radiologieteam übersieht nie etwas.«

»Dieses Mal schon. Bei dir. Genau hier.« Sie deutete auf den Bildschirm. »Sie haben es übersehen, als es noch im Anfangsstadium war.«

»Ironie des Schicksals, oder?«, fragte er.

Sie sagte: »Du solltest jetzt besser nicht nach Amsterdam zurückfliegen. Der Sturz könnte den Tumor aktiviert haben.«

»Meinst du? Ich sehe keine Blutungen oder Hirnschwellungen«, entgegnete Jaap und konzentrierte sich auf den Bildschirm.

»Nein. Aber ich würde das Risiko zu fliegen nicht eingehen. Ich habe herumtelefoniert. Man könnte dich hier innerhalb der nächsten zweiundsiebzig Stunden operieren.«

»Mitten auf der Stirn«, sagte er.

»Wenn du nicht gestürzt wärst …« Sie lächelte betrübt: »Du solltest dem Hund dankbar sein, der auf den Bürgersteig gekackt hat.«

»Und den glatten Ledersohlen meiner italienischen Schuhe.«

»Du hast gut ausgesehen, Jaap.«

»Und du unwiderstehlich. Darf ich das sagen, unwiderstehlich?«

»Ja.«

»Ich hatte den Anzug am Nachmittag erst gekauft. Ich wollte dich beeindrucken. Darf ich das auch sagen, Barbara?«

»Du kannst alles sagen. Es war ein schöner Anzug.«

»Sie haben ihn zerschnitten.«

»Dann kauf dir einen neuen.«

Die blaue Pille steckte im kaputten Zegna-Jackett. Jaap hatte noch drei weitere in seinem Kulturbeutel im Norman und befürchtete jetzt, dass sie nie zum Einsatz kommen würden. Oder vielleicht doch, in zwei Monaten oder so? Nein, er musste der Realität ins Auge sehen.

Barbara fragte: »Was wolltest du eigentlich mit ›Heisenberg‹ sagen?«

Er antwortete nicht und starrte sie schweigend an, als ihn das Wort »Realität« zu einem unerwarteten Gedanken führte.

»Barbara, dass ich den Eingriff an dem Mädchen, an ihrem Stammhirn, gewagt habe – das ist immer noch unglaublich. Niemand sonst wollte das Risiko eingehen. Das stimmt doch, oder?«

»Ja.«

»Meinst du … hältst du es für möglich, dass man waghalsig wird, wenn das Meningeom auf eine bestimmte Stelle drückt? Habe ich den Eingriff gewagt, weil dieser Golfball über meinen Augen meinen Realitätssinn einschränkt? Konnte ich der jungen Frau gerade deshalb helfen, weil ich krank bin? Verstehst du, was ich meine?«

Sie nickte. Aber er wusste nicht, ob sie ihn wirklich verstand.

Sie sagte: »Werde schnell wieder gesund.«

Jaap hoffte, dass sie hinzufügen würde: weil ich mit dir ins Sheraton will.

Aber das tat sie nicht.

Er war krank, das akzeptierte Jaap. Ein kranker Narr, der eine eigentlich unmögliche Operation durchgeführt hatte. Seltsam, dass ihn das beruhigte.

8

Jaap wurde stationär aufgenommen und ging mit Professor Leibowitsch, dem Chef der Chirurgie, und seinem Team das Prozedere durch. Es war ein Routineeingriff. Sein Schädel würde geöffnet und der Tumor entfernt werden, und zwar so präzise wie möglich, mithilfe von Ultraschall, und anschließend würde der Schädel wieder geschlossen werden. Der Sturz auf der Treppe der Cantina hatte die Operation unausweichlich gemacht. Nun wurde es auch Zeit, ein Testament aufzusetzen.

Barbara kannte einen Anwalt bei einer großen Kanzlei und ließ ihn kommen. Jaap erklärte, dass die eine Hälfte seines Vermögens dafür verwendet werden sollte, seine Tochter zu finden, und die andere Hälfte der Ausbildung von Neurochirurgen in den Niederlanden und Israel dienen sollte. Zu diesem Zweck musste eine Stiftung gegründet werden; er erteilte dem Anwalt eine entsprechende Vollmacht. Als Testamentsvollstreckerin ernannte er Geertje.

Ihr Einverständnis vorausgesetzt, würde sie das Vermögen verwalten.

»Hey«, sagte Geertje fröhlich, als er anrief. »Wie schön, dass du mich anrufst! Wie geht es dir?«

»Ganz gut. Es tut mir wirklich gut, hier zu sein.«

»Bist du die ganze Zeit in der Wüste, oder siehst du auch etwas vom Land?«

»Ich komme schon rum. Aber was ich fragen wollte: Ich muss mich hier einer kleinen Operation unterziehen, nichts Besonderes, aber ein Restrisiko besteht ja immer. Deshalb dachte ich, ich muss endlich meine Angelegenheiten regeln, und ich wollte dich bitten, meine Testamentsvollstreckerin zu werden.«

»Mein Gott, was ist denn los mit dir?«

»Nichts Besonderes. Nur ein harmloses Geschwür.«

»Du willst also nicht darüber reden. Typisch Mann. Kindisch, aber okay, ich mache das natürlich.«

»Du bekommst ein paar Unterlagen per Mail; die musst du unterschreiben und zusammen mit einer Kopie deines Passes zurückschicken, okay?«

»Weiß Nicole über die Operation Bescheid?«

»Operation ist fast schon zu viel gesagt.«

»Ist ja gut, ich unterschreibe.«

»Im schlimmsten Fall musst du eine Stiftung gründen.«

»Im schlimmsten Fall … also gut.«

»Wie geht es dir, Geertje?«

»Wäre es nicht besser, wenn Nicole das übernimmt?«

»Nein. Ich möchte, dass du das machst. Oder willst du lieber nicht?«

»Doch, ich mache das. Soll ich zu dir kommen?«

»Nicht nötig. Ist wirklich nur eine Lappalie.«

Innerhalb von vierundzwanzig Stunden war das Testament aufgesetzt. Er hatte Geertje ermächtigt, seine Konten zu verwalten, und sollte etwas schieflaufen und er blind und taub und mit dem Denkvermögen eines Hundes von der Operation erwachen, würde sein Vermögen angemessen verteilt werden.

Er hatte keine Bedenken, was den technischen Ablauf der Operation betraf, aber es war nicht auszuschließen, dass das Meningeom mit seinem Durchmesser von fünfundvierzig Millimetern sein Urteilsvermögen beeinträchtigt hatte. Er hatte Meningeom-Patienten erlebt, die innerhalb eines Jahres nach ihrer Genesung geschieden wurden, die sozusagen mit einer glasklaren Eingebung aus der Operation erwachten und endlich den Mut fanden zuzugeben, dass sie ihre Partnerin oder ihren Partner hassten. Die anschließend schwul oder lesbisch oder pansexuell wurden oder ein neues Leben in Norwegen oder Peru begannen. Mistkerle, die zu netten Menschen wurden. Und andersherum. Die Frontallappen waren eine geschäftige, randvolle, rätselhaft komplizierte und schöne Region. Ein Kosmos mit Galaxien, schwarzen Löchern, Milliarden von Sonnen, magischen Nebeln und nicht entschlüsselten Funksignalen.

Vor der Scheidung hatte Nicole ihm Gefühlsarmut und dergleichen vorgeworfen, worüber er sich immer sehr geärgert hatte. Aber damals hatte sich das Meningeom noch gar nicht gebildet. Oder vielleicht doch? Ein kleines, aber hartnäckiges Geschwür, das Druck auf einen Teil des Frontallappens ausübte, in dem ein winziger, netter und empathischer Homunculus gefangen war. Nein, er war von Natur aus ein rücksichtsloser Schuft. Er hatte mit einer ganzen Reihe von Krankenschwestern Sex gehabt, aber war er auch liebevoll gewesen? Barbara gegenüber ja. Aber davor? Im AMC? Er hatte die Frauen benutzt und anschließend links liegen lassen, nachdem er Erwartungen bei ihnen geweckt hatte – nach ein paar Tagen existierten sie für ihn nicht mehr.

Er hatte sich schon manchmal Gedanken darüber gemacht, dass er andere oft schlecht behandelt hatte, wenn sie sich seiner Ansicht nach nicht genügend engagierten; er war schroff und aggressiv gewesen. In Teambesprechungen oder in der Personalkantine hatte er Mitarbeitende gedemütigt, die er für unbegabt oder unintelligent hielt. Schludrigkeit duldete er nicht. Er verlangte vollen Einsatz und absolute Konzentration. Alles, was zählte, war das Ergebnis. Niemand durfte sich für irgendwelche persönlichen Verpflichtungen freinehmen. Es gab nur eine einzige Verpflichtung: den Operationssaal.

Schon möglich, dass er eines Tages eine E-Mail von einer dieser Krankenschwestern oder Assistenzärztinnen erhielt, in der sie ihn der sexuellen Belästigung beschuldigten; heutzutage war das nicht auszuschließen. Vielleicht hatten sie sich sogar organisiert. Er klammerte sich an den Gedanken, dass sein Verhalten zum damaligen Zeitpunkt nicht als übergriffig gegolten hatte. Jeder Arzt mit so vielen Röcken und Pferdeschwänzen um sich herum hatte die Situation ausgenutzt. All diese willigen jungen Frauen auf der Suche nach einem unverheirateten Arzt.

Wohl oder übel musste er sich eingestehen, dass Nicole

recht gehabt hatte – mit seinem Gefühlshaushalt stimmte etwas nicht. Aber das lag nicht an dem Meningeom. Er war einfach als Arschloch geboren.

Solche Überlegungen beschäftigten ihn, während er sich innerlich auf die Operation vorbereitete. Ab und zu las er etwas auf seinem Handy, aber die meiste Zeit versuchte er, über die Art und Weise nachzudenken, wie er in seinem Leben andere behandelt hatte. Und dann kam ihm die nächste Frage in den Sinn: Hatte er Lea jemals spüren lassen, wie sehr er sie liebte? Mein Gott, er wusste es nicht, er wusste es nicht.

9

Kurz vor der Operation trafen Textnachrichten vom Ministerpräsidenten und vom Herrscher ein. Sie wünschten Jaap eine erfolgreiche Operation. *Mein Freund. Mein Bruder.*

Lass es über dich ergehen, dachte Jaap, als sie ihn in den OP brachten. Irgendwie war es folgerichtig, dass dies mit ihm geschah, dass jetzt seine Schädeldecke angehoben wurde. Kameras beobachteten den Eingriff und zeichneten ihn auf. In einer Weile, wenn er aus dem Nichts zurückkehrte – oder dem Etwas, er hatte keine Ahnung, was er erleben würde –, konnte er sich alles noch einmal ansehen, vorausgesetzt, das OP-Team führte diese Arbeit genauso präzise und gewissenhaft aus, wie er selbst es immer getan hatte. Mit niederländischen Juden hatte er nichts zu tun, aber diesen, den Juden hier, vertraute er.

Jaap war gut vorbereitet und erhielt seine Narkose. Sein

Kopf wurde mit einer Mayfield-Schädelklemme fixiert. Über ihm schwebten die Gesichtsmasken und die unter den OP-Hauben auf ihn gerichteten Augen. Wissen. Hingabe. Fokus. Professor Jonathan Leibowitsch. Die Anästhesisten. Der Tisch. Die Lampen. Die Apparate.

Jaap lag mit geschlossenen Augen da und war weg …

VIERTER TEIL

I

Abends gegen halb zehn betrat Jaap das Bauhausgebäude, in dem er seit fünf Wochen wohnte.

Es lag in der Rehov Engel, einer kurzen Straße zwischen Rothschild-Boulevard und Jehuda HaLevi, ohne Durchgangsverkehr und nur knapp hundert Meter lang. Jaap hatte recherchiert: Joel Engel war ein Komponist russischer Herkunft gewesen, der 1924 nach Tel Aviv übersiedelt war, was seiner Gesundheit nicht gutgetan hatte: Drei Jahre später war er gestorben.

Die kurze Rehov Engel verlief parallel zur viel längeren Sheinkin Street, einer Straße mit schicken Boutiquen, Juwelieren, exklusivem Brot für die wohlhabenden Yuppies, sogenannten Gesundheitsläden. In Richtung Allenby Street, der beliebten Einkaufsstraße, die zum Carmel-Markt führte, kam man auf der Sheinkin an Sportgeschäften und Kiosken vorbei, wo man neben aufgetürmten Orangen, Bananen, Melonen und Granatäpfeln frischen Fruchtsaft trinken konnte. Zentraler konnte man in Tel Aviv kaum wohnen.

Jaap hätte sich ein Penthouse für fünfzigtausend Euro im Monat am Strand oder in einem der Millionärstürme am Rothschild-Boulevard leisten können, aber so viel Platz benötigte er nicht – was für einen Mann, der achthundert Quadratmeter Wohnfläche in Weesp besaß, ein außergewöhnlicher Gedanke war. Im dritten Stock des Wohnhauses an der Rehov Engel hatte er achtzig Quadratmeter. Ein Wohnzimmer mit offener Küche, ein Schlafzimmer, ein Badezimmer mit Waschmaschine und Trockner. Mehr nicht. Es gab einen Aufzug, und den brauchte er zurzeit. Seinen ursprünglich im Beresheet deponierten Koffer hatte er ausgepackt und in den Schrank im Schlafzimmer gestellt. Seine Kleidung lag ordentlich in den Fächern des Kleiderschranks daneben. Die Wohnung war komplett ausgestattet, einschließlich Haushaltswäsche und Küchenutensilien, sodass er nichts zu kaufen brauchte. Dreitausendfünfhundert Dollar im Monat, alles in allem.

Seine Einkäufe erledigte er bei Victory an der Lincoln Street, einer Verlängerung der Sheinkin Street, die östlich von der Jehuda HaLevi plötzlich ihren Namen änderte – die Gründe dafür entgingen ihm. Victory hatte nicht das Angebot für den raffinierten Geschmack der Yuppies, aber es gab alles, was er brauchte, Brot, Käse, Milch, Eier. In der Regel kochte er nicht selbst. Abends aß er meist gegenüber vom Victory im Tachtit, einem ruhigen Lokal, vor dem er draußen stets einen Tisch bekam. Es waren nur drei Minuten zu Fuß bis dorthin.

Der große Außenbereich des Tachtit nahm einen Teil des Bürgersteigs ein, der dank der Markise tagsüber im Schatten lag, wenn er dort Tee trank, bevor er bei Victory einkaufte. Zwar verirrten sich auch Yuppies ins Tachtit, aber das Publikum war im Allgemeinen gemischt und bestand sowohl aus jungen Leuten, die noch zur Schule gingen, als auch aus über Fünfzigjährigen.

Es war ein ruhiger Abend im Tachtit gewesen. Das Personal kannte Jaap inzwischen und legte ihm gleich die englischsprachige Speisekarte hin, was ihn jedes Mal daran erinnerte, dass er endlich mal richtig Hebräisch lernen sollte. Ein paar hebräische Texte hatte er für seine Bar Mitzwa damals in Haarlem vorbereiten müssen, aber er hatte alles vergessen.

Im Moment las er gar nicht. Es gab so viel zu sehen, so viel zu erleben, dass er keine Muße zum Lesen hatte. Wenn er sich draußen vor dem Café umschaute, so wie jetzt, faszinierte ihn alles, was um ihn geschah. Jede kleine Zärtlichkeit, die die Menschen austauschten, rührte ihn; wenn sie einander mit der Gabel einen Bissen zum Probieren anboten, oder wenn junge Soldaten in Uniform sich über ihre Desserts freuten. Aber auch die dicken russischen Frauen, die im Victory an der Kasse saßen, machten ihn sentimental, ihre üppige Figur und ihre Mütterlichkeit, ihre geschwollenen Finger und breiten Gesichter. Oder als er einmal an der Ampel an der Jehuda HaLevi unmittelbar hinter einem Mann und einer Frau wartete und beobachtete, wie die Frau den Oberarm des Mannes streichelte, als würde der Mann an die Front gehen, und dies wäre die letzte Gelegenheit, ihn noch einmal zu berühren und sich das Gefühl seines starken Arms für immer einzuprägen.

Jaap wusste, dass es während der Genesung von einer Gehirnoperation zu übertriebenen Gefühlsreaktionen kommen konnte. Er hatte oft genug Patientinnen oder Patienten in psychiatrische Behandlung überwiesen. Und jetzt ging es ihm selbst so.

Wenn er das Haus verließ, trug er einen maßgefertigten Porkpie, der mit einem harten Schweißband aus Kevlar verstärkt war, einem synthetischen Material, das auch für kugelsichere Westen verwendet wurde und das er mit weichem Lammleder hatte überziehen lassen. Unter der flachen Krone hatte er zwei Bügel anbringen lassen und so seinen Heisenberg-Hut zu einem Schutzhelm umfunktioniert.

Er hatte drei Wochen im Sourasky verbracht – eine verhältnismäßig lange Zeit, da die Heilung nur langsam voranschritt. Vor allem das Gehen bereitete ihm Schwierigkeiten – dann zwei Wochen im Norman, und seither bewohnte er das Apartment in der Rehov Engel, etwa zehn Gehminuten vom Norman entfernt. Sein Aktionsradius betrug nur wenige Hundert Quadratmeter.

Drinnen in der Wohnung herrschte Ruhe. Draußen auf der Straße wurde er von dem überwältigt, was er »zarte Wehrlosigkeit« nannte. Oder auch Schönheit. Er konnte minutenlang die üppig wuchernden Flamboyantbäume betrachten, die aussahen wie von Gustav Klimt gestaltet. Und die Mädchen ... mein Gott ...

Er war alt, glatzköpfig und immer noch geschwächt, und er konnte nicht mehr stundenlang laufen, aber es machte ihn glücklich, an diese Mädchen zu denken, die von Jungen auf Schultern, Rücken und Bäuche geküsst wurden und Worte flüsterten, die über Liebe, Ewigkeiten, Pracht und Samt geflüstert werden mussten. Diese Mädchen liefen oder joggten in Sport-BHs, dünnen Leggings und mit nackten Bäuchen den Rothschild-Boulevard entlang – wie verletzlich sie waren, dachte er, und doch vertrauten sie darauf, dass sie hier, mitten in der Stadt, ihre Bäuche frank, frei und fröhlich der ganzen Stadt zeigen konnten, ohne von groben Händen ins Gebüsch gezerrt zu werden.

Er sah sie durchaus, die groben Hände. Jaap war oft schon frühmorgens unterwegs, und dabei begegnete er Obdachlosen, neben denen er Zwanzig-Schekel-Scheine hinterließ. Das waren fünf Euro, genug für ein belegtes Brötchen. Vor ein paar Tagen war er mal einem psychotischen Typen über den Weg gelaufen, der auf dem Rothschild-Boulevard vor einem Bankgebäude stand und »Fuck the United Nations!« rief. Oder war es »Fuck this nation!«? Als der Mann ihn entdeckte, schwieg er, und sie sahen sich an, als wären sie verwandt, als gehörten sie wegen ihrer geteilten Verwirrung angesichts des Lebens zu einem Geheimbund. Doch der Schreihals sah nur Dreck, Jaap dagegen – diesen Ausdruck hatte er dafür gefunden – »zarte Wehrlosigkeit«.

Wenn er unterwegs gewesen war, im Victory, im Tachtit oder in seinem Stammcafé an der Sheinkin Street, das von ein paar schmuddeligen alten Männern betrieben wurde, die der Hipster-Invasion standgehalten hatten, war er erschöpft und brauchte Schlaf.

Um zehn Uhr ging er zu Bett, um halb sechs stand er auf. Er kehrte nicht nach Weesp zurück, um das Dach und Leas Zimmer zu renovieren, weil er noch nicht reisen durfte. An sozialen Kontakten reichten ihm die, die er durch seine Untersuchungen im Sourasky hatte: die Pfleger, die Assistenzärztinnen, Professor Leibowitsch, den er inzwischen als Freund bezeichnen konnte.

Leibowitsch hätte ihm gerne ein Büro eingerichtet, sodass er dem Sourasky als *Professor-at-Large* verbunden bleiben könnte. Jaap wusste noch nicht recht, ob er das wollte. Seine Aufgaben bestünden dann hauptsächlich darin, an Teambesprechungen teilzunehmen, Zweitmeinungen abzugeben und so weiter.

Und Barbara? Sie hatte ihm ihren neuen Freund Benny vorgestellt, einen Piloten, und Jaap hatte sich größte Mühe gegeben, seine Enttäuschung zu verbergen.

Geertje rief jede Woche an, was sehr nett von ihr war. Sie hatten nicht viel Gesprächsstoff, plauderten aber trotzdem entspannt miteinander. Sie scheuchte regelmäßig eine Putzfrau durch das Haus in Weesp, hatte einen Gärtner eingestellt, sammelte die Post und schickte sie an ihn weiter. Stets energiegeladen und tatkräftig, so war Geertje. Er hatte ihr immer noch nichts von der Operation erzählt, daher bohrte sie ständig nach.

Und Nicole? Er hatte seit Monaten nicht mehr mit ihr gesprochen, was normal war. Nicole hatte im Zuidas-Viertel, wo sie wohnte, einen Partner gefunden, oder er sie, einen geschiedenen Anwalt mit drei erwachsenen Kindern, und bei ihren gelegentlichen Gesprächen vor Israel hatte er den Eindruck gewonnen, dass sie glücklich war. Er sollte sie anrufen, sie hatte ein Recht darauf, oder würde sie erschrocken reagieren, wenn er plötzlich Interesse an ihr zeigte, anstatt ihr kurz angebunden Ansagen durchs Telefon entgegenzuschleudern?

Heute Abend im Tachtit – bei einem Stück Lachs mit Salat – hatte Jaap, nachdem er über Geertje und das Sourasky nachgedacht hatte, beschlossen, Nicole eine Textnachricht zu schicken. Nach dem Essen ging er zu Fuß nach Hause in die Rehov Engel. Die Straßen im sicheren Tel Aviv waren gut beleuchtet, und er stützte sich beim Gehen auf einen

Stock. Heisenberg am Stock. Es war halb zehn, ein milder Abend, wie meistens.

Die Rehov Engel war gesäumt von kompakten, frei stehenden Häusern, jedes mit zehn, zwanzig Wohnungen über maximal vier Stockwerke, mit Gärten davor und daneben, die allesamt Not leidend aussahen. Und überall parkten Autos, fast durchweg japanische Hybridfahrzeuge.

Nein, es war nicht gegen halb zehn, es war genau 21.32 Uhr, denn Jaap schaute auf sein Handy, weil er schon wieder den Code für die Haustür vergessen hatte. Er wohnte nun schon seit fünf Wochen hier und kannte die achtstellige Ziffernfolge immer noch nicht auswendig – wieso dauerte das so lange? Es war kein gutes Zeichen. Auf dem Startbildschirm seines iPhones fand er den Code in der Notiz-App.

Auf einmal hörte Jaap eine Stimme. Er blickte sich um. Niemand da. Er gab den Code ein und sah sich noch einmal um, bevor er ins Haus ging.

Als er den Aufzug betrat, wurde ihm klar, dass die Stimme in seinem Kopf ertönt war.

Hirntumore konnten je nach Lage zu Schizophrenie und Psychosen führen, und es gab reichlich Literatur über die mentalen Veränderungen, die psychisch kranke Menschen nach der Entfernung eines Tumors durchmachten; aber konnte Schizophrenie nach einer solchen Resektion erneut auftreten? Oder besser: auch dann auftreten, wenn vorher keine Symptome von Schizophrenie vorhanden gewesen waren, wie in seinem Fall? Davon hatte er bisher noch nie etwas gelesen.

Als er oben war, startete er das MacBook, das er vor einer Woche gekauft hatte, und recherchierte mithilfe einiger Stichwörter »Symptome Schizophrenie nach Resektion«. Auf der Seite der *National Library of Medicine* fand er einen wissenschaftlichen Artikel über eine Frau, die gleich von der ganzen Palette betroffen war: Stimmen, Wahnvorstellungen, manisch-depressive Schübe, Kopfschmerzen, Geruchsverlust. Er las: »Die Patientin beschrieb ihre auditiven Halluzinationen als nicht befehlende Stimmen, die mit ihr über ihre Familie sprachen, ihre visuellen Halluzinationen als ›Schatten und Formen‹ und ihre paranoiden Wahnvorstellungen als ›Verfolger‹.«

Nach einem Sturz, bei dem sie sich den Kopf verletzt hatte, wurde ein Meningeom festgestellt, las Jaap: »Ein CT-Scan des Gehirns zeigte eine 4,5 cm große Wucherung in der Nähe der vorderen interhemisphärischen Spalte und ein Ödem im rechten frontalen Kortex. Die Resektion des Meningeoms führte dazu, dass die Halluzinationen und Wahnvorstellungen für eine Woche aufhörten.«

Und dann las er diese beunruhigenden Sätze: »Die Patientin wurde jedoch erneut in die Notaufnahme gebracht, weil ihre akustischen Halluzinationen und Wahnvorstellungen zurückkehrten. Dieser Fallbericht zeigt, dass auch nach der Resektion des frontalen Meningeoms noch eine Restpsychose vorhanden war.«

Eine Restpsychose? Das setzte eine vorher bereits vorhandene Psychose voraus. Die hatte er aber nicht gehabt, oder? Oder hatte er nach Leas Verschwinden eine Psychose entwickelt? Oder brachte er Trauma und Psychose durcheinander? Nein. Vielleicht sollte er die Stimme anders betrachten: War es möglich, dass eine Psychose erst nach der Resektion auftrat? Nachdem der Druck auf die Frontallappen beseitigt worden war, begannen sich dort Prozesse abzuspielen, die er als Stimme in seinem Kopf wahrnahm – war das möglich?

»Hey, Meneer, Meneer, haben Sie ein bisschen Wasser für mich?«

Das klang nicht bedrohlich, also nicht nach Verfolgungswahn. Außerdem hörte sich die Stimme wie die eines Fremden an, über die er keine Kontrolle hatte. Sie kam quasi von außen über ihn – war das Paranoia?

Die Stimme hatte ihm keine Furcht eingeflößt, aber während er über sie nachdachte, machte er sich durchaus Sorgen.

In welcher Sprache hatte die Stimme gesprochen?

Es bereitete ihm keine großen Probleme, mit seinem Heisenberg-Helm auf dem Kopf durch einen überschaubaren Teil Tel Avivs zu hinken, sehnsüchtig die schönen Frauen zu bewundern, die vielen niedlichen Hunde zu streicheln – er hatte Hunde nie gemocht, aber neuerdings fuhr er ihnen mit seinen Chirurgenfingern gerne übers Fell –, die Bäume sowie die Fahrkünste der Rollerfahrerinnen und Busfahrer zu bestaunen, von der Eleganz der Kellnerinnen und Kassiererinnen zu schwärmen … nichts war ein Problem für ihn. Aber eine Stimme in seinem Kopf? Eine Stimme, von der er nicht einmal wusste, ob sie Niederländisch gesprochen hatte?

Doch, es musste Niederländisch gewesen sein, sonst hätte er sie nicht verstanden.

»Hey, Meneer, Meneer, haben Sie ein bisschen Wasser für mich?«

Im Tachtit hatte er gesehen, wie eine Frau ihren Hund aus einem Wassernapf trinken ließ, der stets für durstige Vierbeiner bereitstand. Sie hatte sich neben ihren Liebling, einen kleinen schwarzen Labrador, gehockt, und Jaap konnte nicht umhin zu bemerken, wie sich ihr schwarzer Slip durch die beigefarbenen Leggings abzeichnete. Hatte sein pervertiertes Gehirn die Worte heraufbeschworen, weil ihn der Anblick ihres vollkommenen Pos und des üppigen schwarzen Haares, das ihr bis zur Hälfte des bloßen Rückens reichte, während des ganzen kurzen Nachhausewegs nicht mehr losgelassen hatte? Die Bilder waren mitgetrottet wie ein braver Hund. Als die Frau sich aufgerichtet und gemerkt hatte, dass er sie ansah, hatte sie gelächelt, weil sie dachte, sein freundlicher Blick gelte ihrem Hund. Nein, er galt ihrem Po. Ihrem Rücken. Ihren Haaren. Mein Gott! Die Stimme bedeutete: Du brauchst eine Frau! Wie konnte man sich eine Frau »besorgen«? Ein Callgirl? So etwas hatte er noch nie gemacht.

Die eine Tablette in seinem Zegna-Jackett war verloren gegangen. Drei waren noch übrig. Wie viele Jahre würde es dauern, bis er sie jemals sinnvoll würde verwenden können? Sollte er Geertje bitten, zu ihm zu kommen? Einfach so, um Sex zu haben? War es das, was die Stimme bedeutete? Wie ordinär konnte man sein?

2

In dieser Nacht schlief Jaap schlecht und verließ das Haus am nächsten Morgen etwas später als sonst. Den ersten Kaffee trank er an einem der abgewetzten Tische des Männercafés an der Sheinkin Street, gegenüber von einem Café mit moderner Terrasse, auf der sich für gewöhnlich zahlreiche Frauen mit einem Hang zu spärlicher Bekleidung versammelten. Von der Männerseite hatte man Aussicht auf die Frauen, und die Frauen hatten Aussicht auf sie, eine Handvoll kahler alter Säcke. Bei den Frauen gab es drinnen Vitrinen mit Leckereien, bei den Glatzköpfen gab es nicht mal eine Vitrine. Jaap war hier inzwischen Stammkunde, und wenn die drei Besitzer sahen, dass er Platz genommen hatte, fragten sie ihn gar nicht erst nach seinen Wünschen, sondern machten sich sofort an die Arbeit und brachten ihm nach wenigen Minuten einen vorzüglichen Cappuccino. Er war hier der Herr Professor.

Als er dieses Café entdeckt hatte, hatte er sich an einen freien Tisch neben einem Ehepaar in seinem Alter gesetzt. Sie hatten einander zugenickt. Der Mann war ihm irgendwie bekannt vorgekommen. Die beiden sprachen Niederländisch, aber durch den großen Ventilator, der draußen neben Jaaps Tisch stand, wurden die Worte des Ehepaars weggeweht.

Der Mann stand auf und trat zu ihm: »Professor Holander?«

»Ja?«

»Ich war Ihr Patient. Vor elf Jahren. Sie haben mich damals geheilt. Ein Kleinhirnbrückenwinkeltumor, genau hier. Salomon de Vries.«

Jaap schüttelte dem Mann die Hand.

»Der Tumor saß am achten Hirnnerv, wissen Sie noch?«

»Natürlich weiß ich das noch«, antwortete Jaap, obwohl er sich kein bisschen an den Mann erinnerte. An die Art des Eingriffs hingegen schon. Ein Kleinhirnbrückenwinkeltumor beeinträchtigt den achten Hirnnerv, den *Nervus vestibulocochlearis,* der für das Hören und den Gleichgewichtssinn zuständig ist und unter Umständen auch den *Nervus facialis* für die mimische Muskulatur, der ebenfalls durch den inneren Gehörgang verläuft.

»Es war eine schwere Operation, und es bestand nur wenig Hoffnung, dass ich es schaffen würde. Aber hier bin ich! Damals hat man mir gesagt, dass Sie der Beste sind, und so war es auch! Ich möchte mich nochmals sehr herzlich bei Ihnen bedanken, Professor. Kann ich Ihnen etwas anbieten? Ein Frühstück vielleicht?«

»Danke, mir reicht ein Kaffee am Morgen.«

»Sie sind zu bescheiden.«

Salomon war die Art Mann, die keinerlei Zurückweisung akzeptierte. Er ging hinein, und Jaap sah, dass er die Besitzer ansprach, aufgeregt gestikulierte, auf die Operationsstelle hinter seinem Ohr und dann auf Jaap deutete.

Die Cafébetreiber erfuhren offenbar, dass ein Genie ihrem Lokal Weltruhm verlieh. Jaap erhielt ein vollständiges israelisches Frühstück mit Omelette, obwohl er niemals frühstückte. Salomon und seine Frau hatten bereits gegessen. Sie schüttelten ihm ausgiebig die Hand, alles sei bezahlt, versicherte ihm Salomon, und nachdem sie gegangen waren, bat Jaap die Cafébesitzer, das Frühstück abzuräumen.

Als sie ihm seinen Cappuccino servierten, sagten sie: »Ihr Kaffee, Professor.« So auch heute.

Jaap schrieb Geertje eine Textnachricht, in der er ihr ankündigte, dass er sie anrufen werde. In den Niederlanden war es eine Stunde früher. Aber sie reagierte nicht.

Dr. Kordevani, der Geologe, hatte ein Angebot über 3,2 Millionen Dollar gemailt, und Jaap hatte geantwortet, er sei einverstanden und werde die Verträge aufsetzen lassen. Rina hatte einen Vertragsanwalt vorgeschlagen, bei dem Jaap um zwei einen Termin hatte.

Jaap überlegte, dass er Geertje im Grunde über alles informieren müsste, und es wäre ein gutes Argument, sie wegen der Stiftungsgründung und der Verträge herkommen zu lassen. Der Sex würde sich dann ganz von selbst ergeben.

Doch heute Morgen hatte Kordevani ihm geschrieben, dass die 3,2 Millionen nicht ausreichen würden.

Jaap rief ihn an.

»Rufe ich zu früh an?«

»Nein, es passt gerade gut.«

Jaap sagte: »Der Betrag, den wir vereinbart hatten, gilt also nicht mehr?«

»Die Preise liegen viel höher, als ich erwartet hatte, Professor. Geologen sind viel beschäftigte Leute. Wir haben mittlerweile eine florierende Offshore-Industrie. Die Spezialisten, die ich anwerben möchte, geben sich inzwischen nicht mehr mit einer halben Million Schekel zufrieden, und im Norden wurden neue archäologische Ausgrabungen mit amerikanischem Geld begonnen. Die Hügel in Galiläa mit den Weingärten sind attraktiver als die Wüstengebiete im Süden.«

»Wie viel sind eine halbe Million Schekel in Euro?«

»125 000 Euro pro Jahr.«

»Und das reicht nicht?«

»Wenn man stattdessen auf einer Bohrinsel arbeiten kann? Zwei Wochen arbeiten, zwei Wochen frei?«

»Wir bezahlen ihnen das Doppelte«, schlug Jaap vor.

»Das Doppelte?«

»250 000 Euro. Könnten Sie einen neuen Kostenvoranschlag aufstellen?«

»Natürlich, natürlich.«

Jaap vermutete, dass Kordevani die Beträge abrunden und die Differenz als Vermittlungsgebühr einstreichen würde, aber es interessierte ihn nicht. Ihn interessierte nur, dass sie bald anfingen.

Er trat mit seinem Stock und kleinen Schritten den Rückweg zur Rehov Engel an, den Kopf vom Heisenberg-Helm geschützt, und fragte sich, wie Lea jetzt – zehn Jahre später – aussehen würde. Sie wäre inzwischen eine erwachsene Frau. Hätte sie Joshua geheiratet? Hätte sie Kinder? Was für eine Persönlichkeit wäre sie geworden? Machte er sich damit verrückt?

Er hatte etwas vergessen. Bei der Hundewiese an der Sheinkin Street angekommen, schickte er Nicole eine Textnachricht: »Hallo, Nicole, sollen wir mal telefonieren?« Er löschte das »Hallo« und schrieb: »Liebe«. Das hatte er schon sehr lange nicht mehr getan. Er formulierte die ganze Nachricht um: »Liebe Nicole, darf ich dich mal anrufen? Liebe Grüße, Jaap.«

Am frühen Nachmittag machte er sich auf den Weg zu einem der schimmernden Bürotürme in der Nähe des HaShalom-Bahnhofs, wo er im 31. Stock einen Termin bei dem Rechtsanwalt hatte, der alles »organisieren« sollte. Er war ein deutschstämmiger Jude, Nathan Weißmann, und Jaap vertraute ihm.

»Was machen Sie, wenn die Hamas eine Rakete auf Ihr Bürogebäude abfeuert?«, fragte Jaap, als er am Fenster stand und die ganze Stadt vor ihm lag, dahinter das Meer.

»Die Rakete vom Himmel holen, Professor.«

Wieder zurück zu Hause, merkte Jaap, wie müde er war, und legte sich ein bisschen hin. Später aß er ein Butterbrot zu Abend und trank ein Glas Tee dazu.

Rina rief an: »Geht es Ihnen gut, Professor?«

»Ich kann nicht klagen.«

»Der Ministerpräsident hat eine Bitte an Sie.«

»Ich weiß nicht, ob ich das hören will, Rina. Die Antwort lautet Nein.«

Sie lachte.

»Es geht um ein Dinner, Professor. Am Samstagabend, beim Ministerpräsidenten zu Hause in Caesarea. Es kommen noch andere Gäste, der CEO eines Unternehmens, das medizinische Apparate herstellt, ein amerikanischer Hirnforscher – Sie werden sich also nicht langweilen. Ich kümmere mich darum, dass Sie abgeholt werden. Kann ich auf Sie zählen?«

»Ach«, sagte Jaap. »Ach, warum nicht. Ich komme.«

Er versuchte noch einmal, Geertje zu erreichen, aber wieder nahm sie nicht ab. Vielleicht war sie bei ihrer Schwester in Zwolle oder hatte einen neuen Liebhaber.

Der Abend verging ohne Stimme im Kopf. Doch am nächsten Tag hörte er sie wieder.

3

Morgens wechselte Jaap einige Mails mit Dr. Kordevani, schickte Geertje sechs Textnachrichten, die sie nicht einmal öffnete, wie er an dem grauen Häkchen sah, und unternahm seinen üblichen Spaziergang über den Rothschild-Boulevard. Gegen Abend hatte er einen Termin im Sourasky zu einer neurologischen Routineuntersuchung.

Das war nicht viel, aber es reichte ihm an sozialen Kontakten, um am Ende des Tages todmüde zu sein. So ist es also, wenn man alt wird, dachte er. Vor dem Sturz auf der Treppe der Cantina konnte er noch den ganzen Tag lang in seinem Haus werkeln oder einen im Grunde unmöglichen, zwölf Stunden dauernden Eingriff durchführen, aber in seinem jetzigen Zustand war er ein gebrechlicher, alter Mann. Allerdings musste er sich damit nicht hilflos abfinden. Wenn er regelmäßig seine Medikamente nahm und sich konsequent jeden Tag bewegte, würden seine Kräfte nach einiger Zeit zurückkehren. Trotzdem konnte es zwei Monate dauern, ehe er in Weesp wieder tagelang am Stück schleifen, lackieren und verputzen konnte. Doch wollte er das überhaupt noch? Sollte er sich nicht lieber eine Wüstenwohnung in Mitzpe Ramon suchen, um in der Nähe des Forschungsteams zu bleiben, täglich mit den Leuten diskutieren und ihnen seine Ideen unterbreiten zu können? Geertje würde ihn hin und wieder besuchen, bis sie es leid war, und vielleicht fand er dort sogar eine Frau, die sich für ihn interessierte, mit derselben Energie und derselben körperlichen Hingabe wie Geertje.

Nicole beantwortete seine WhatsApp: »Das ist aber eine Überraschung, Jaap! Ich meine, wie nett du schreibst. Ja, lass uns telefonieren! Am Wochenende, einverstanden?«

Was erwartete er von ihr? Vergebung? Er hatte keine Ahnung, ob er ein Recht dazu hatte. Das wäre erst der Fall, wenn er Lea fände. Er konnte über beinahe grenzenlose Mittel verfügen, und dadurch würde er eine Spur von ihr entdecken. Dann könnte er Nicole am Ende doch noch glücklich machen und seine Schuld tilgen. So musste es gehen und nicht anders.

Jaap aß früh zu Abend, im Tachtit natürlich, und sah auf dem Rückweg große Gruppen von Leuten mit israelischen Flaggen, die unterwegs waren zu einer der wöchentlich, ja fast täglich stattfindenden Demonstrationen vor dem Habima-Theater oder an der Kreuzung am HaShalom-Bahnhof.

Es war früh am Abend, die Dämmerung brach gerade erst herein, und über den Grünstreifen unter den Bäumen folgte er dem Strom der Demonstrierenden zum Platz vor dem Habima, dem Theaterkomplex für klassische Konzerte, Opern und so weiter.

Er mischte sich nicht unter sie, sondern hielt Abstand und blieb auf dem letzten Stück des Grünstreifens auf dem Rothschild-Boulevard stehen, zusammen mit anderen, die aus sicherer Entfernung die Szenen auf dem Platz beobachten wollten.

Auf dem Platz herrschten Lärm und großes Gedränge, aber Jaap blieb trotzdem, weil ihn der Anblick faszinierte.

Die Lichter im und rings um das Habima waren eingeschaltet und schufen eine Art Podium für die Konfrontation der beiden Gruppen, oder waren es mehr? Äußerlich unterschieden sich die Kontrahenten kaum: Sie schwenkten dieselben israelischen Flaggen und skandierten dieselben für Jaap unverständlichen hebräischen Worte, aus denen er glaubte, ein Wort herauszuhören: *demokratia*.

Aus dem Megafon klangen Gebrüll und schrille Rückkopplungen; Dutzende Fahnen wurden heftig hin- und hergeschwenkt, und die Gruppen stimmten Gesänge an, als könnten sie mit ihnen die Gegner verletzen.

Polizistinnen und Polizisten standen zwischen den Demonstrierenden und versuchten, sie auseinanderzuhalten. Doch die Polizei war in der Minderheit, und die Gemüter der Fahnenschwenker erhitzten sich immer mehr. Auf dem Platz hatten sich zahlreiche Männer und Frauen versammelt, die sich nicht leiden konnten, einander aber dennoch in die Augen schauen wollten, um dadurch ihre Wut noch zu steigern. Hier und da fingen sie Scheingefechte an, taten so, als gingen sie mit den Flaggenstöcken aufeinander los, bis auf beiden Seiten ein paar Leute ernsthaft getroffen wurden. Das war der entscheidende Funke, und die Angehörigen der verschiedenen Gruppen droschen mit den Stöcken aufeinander ein.

Ein Flaggenträger brach aus dem Tumult aus und rannte über die Straße in Richtung der unbeteiligten Zuschauenden auf dem Rothschild-Boulevard, aber ein Fahnenschwenker der anderen Partei nahm die Verfolgung auf.

Der Flüchtende stolperte und fiel der Länge nach mit Stock und Flagge auf den Bürgersteig, genau vor Jaaps Füße. Jaap bückte sich unwillkürlich, ebenso wie die Frau neben ihm, um dem gestürzten jungen Mann zu helfen. Er war noch sehr jung, höchstens zwanzig, und trug einen kurzen Bart und eine Kippa, die ihm jetzt halb über der Stirn hing. Irritiert sah er Jaap an. Doch der Verfolger kannte kein Mitleid mit dem Gestürzten. Auch der andere Flaggenträger war jung und starrte Jaap verwirrt an. Aber er hielt nicht inne. Er holte mit seinem Flaggenstock aus, und zwar so schnell, dass Jaap keine Zeit mehr hatte auszuweichen.

Der Flaggenstock krachte mit voller Wucht auf Jaaps Heisenberg-Hut, und die flatternde blau-weiße Flagge wickelte sich um ihn. Der Schlag ging ihm durch Mark und Bein; er schwankte und drohte zu fallen. Umstehende hielten ihn fest und sorgten dafür, dass er das Gleichgewicht behielt.

Der gestürzte junge Mann rappelte sich auf, und der Angreifer sah reglos zu, als wäre er überrascht von dem, was er angerichtet hatte. Die jungen Männer starrten sich an und wussten im ersten Augenblick nicht, was sie tun sollten. War ihnen klar, dass sie Brüder waren?

Irgendjemand hob Jaaps Stock vom Boden auf und reichte ihn ihm.

Jaap wollte nicht wissen, wie es weiterging, und entfernte sich vom Ort der Ausschreitungen. Hundert Meter weiter setzte er sich auf eine Bank und wartete, bis er wieder zu Atem gekommen war.

Man hörte die Randalierer bis hierher, und jetzt näherten sich auch Sirenen, aber dort, wo er saß, auf dem abendlichen Rothschild-Boulevard, sahen die Leute friedlich zu, wie ihre angeleinten Hunde auf den Grünstreifen kackten, Joggerinnen drehten ungestört ihre Runden, und Rollerfahrer sausten über den Fahrradweg.

Gab es etwas Schlimmeres als Bruderhass? Nach Tausenden von Jahren besaßen die Juden wieder ein Land; wollten sie es jetzt eigenhändig in die Luft sprengen? War er imstande, das Feuer zu löschen? Er hatte Geld, Geld im Überfluss, und er wünschte, ihm fiele etwas ein, um die Gruppen miteinander zu versöhnen, sie dazu zu bewegen, einander zu vergeben.

Ohne den Heisenberg-Helm wäre er ernsthaft verletzt worden.

Wieder musste er den Türcode nachsehen. Während er sein Telefon herauskramte, hört er eine Stimme.

»Meneer? Meneer?«

Jaap blickte sich um, aber in dem dunklen, trostlosen Vorgarten war niemand zu sehen.

»Meneer, könnte ich vielleicht ein Schüsselchen Wasser haben? Wären Sie so freundlich?«

Kein Zweifel, Jaap hörte eine Stimme. Die Operation hatte tatsächlich Nachwirkungen, und der Schlag mit dem Flaggenstock eben hatte es nicht besser gemacht. Er würde um ein Medikament bitten, das die Stimme zum Schweigen brachte. Er wollte keine Stimme in seinem Kopf. Was immer in seinem Gehirn ertönte, er wollte es selbst kontrollieren.

Ihm fiel das Telefon aus den zitternden Händen, und er stützte sich auf den Stock und hob es auf. Noch einmal blickte er sich um.

Und da kam, im Schein der Lampe über der Eingangstür, der Hund auf ihn zu.

Der Wüstenhund.

Der Hund aus dem Krater und vom Beresheet Hotel.

Er war es, Irrtum ausgeschlossen.

Der weiße Fleck auf seinem Kopf. Die Augen.

»Es tut mir leid, wenn ich Sie erschreckt habe«, ertönte die Stimme in seinem Kopf, während das Tier ihn anschaute.

Hunde können nicht sprechen, geschweige denn, ihre Stimme in einem Menschenkopf ertönen lassen. Sie können bellen, oder besser: Schallwellen hervorbringen, wodurch das Trommelfell in Bewegung gesetzt wird und die Reize über den raffinierten achten Hirnnerv in die Hirnregion weitergeleitet werden, wo sie als Gebell wahrgenommen werden.

O nein, das war eine ausgewachsene Wahnvorstellung! Ob es im Sourasky um diese Zeit einen psychiatrischen Notdienst gab? Jaap wollte jetzt nichts als schnell nach oben in sein Apartment, diesen Hund loswerden und die spezielle Notrufnummer wählen, die man ihm gegeben hatte. Das hier war eindeutig ein Notfall!

»Nur ein bisschen Wasser, sonst nichts, Meneer.«

»Geh weg«, sagte Jaap. »Du existierst nicht. Du bist ein Phantom.«

»Natürlich existiere ich. Fassen Sie mal meine Nase an, tippen Sie dreimal drauf. Sie wissen doch, wie empfindlich Hundenasen sind. Tippen Sie drauf!«

»Nein.«

Es war ein Albtraum! Jaaps Hände zitterten so sehr, dass er nicht mal die Notiz-App öffnen konnte und ihm das Handy erneut aus den Händen zu gleiten drohte.

Der Hund sagte: »362, dann 68, danach 221.«

»Ich bin verrückt«, sagte Jaap.

»Dann bin ich es auch«, sagte der Hund, »aber meiner Meinung nach bin ich so klar bei Verstand und so vernünftig, wie kein anderer Hund es jemals gewesen ist. Und womöglich auch kaum ein anderer Mensch.«

Jaap gab die Nummer ein. Tatsächlich, es war der Code.

»Woher kanntest du den Code?«

»Ich sehe, wie die Leute ihn eingeben, Ihre Nachbarn.«

»Es gibt dich nicht.«

»Und wer hat Ihnen gerade den Code gegeben?«

»Ich selbst. Irgendwie entsteht in meinem Unterbewusstsein deine Stimme.«

»Unterbewusstsein, so ein Quatsch. Ach, Meneer, ich habe Durst, das ist alles. Warum wollen Sie mir kein Wasser geben, obwohl Sie vorher doch so gut für mich gesorgt haben, im Krater und im Hotel?«

»Du bist nicht echt«, erwiderte Jaap.

Er betrat das Haus und versperrte dem Hund mit dem Stock den Weg. Die Tür fiel zu, und Jaap sah das Tier durch die Glasscheibe draußen warten.

»Kann ich ein bisschen Wasser haben? Ich bin hinten bei den Mülleimern.«

Die Stimme folgte Jaap nicht bis in den Aufzug. Sie konnte offenbar die Haustür nicht durchdringen, und auch in seiner Wohnung blieb sie stumm. War das Hören der Stimme von Ort und Entfernung bestimmt? Genau wie bei Stimmen, die man mit den Ohren wahrnahm? Vielleicht ging es manchen psychotischen und schizophrenen Menschen auch so, dass Stimmen nur an einem bestimmten Ort ertönten. In der Wohnung schien er sicher zu sein, und er setzte Wasser für eine Tasse Tee auf.

Eine Mail von FedEx kündigte die Lieferung eines Paketes an; Geertje hatte ihm seine Post aus den Niederlanden geschickt. Er setzte sich an den Esstisch und wartete, bis der grüne Tee ein wenig abgekühlt war.

Ihm wurde klar, dass die Halluzination nicht nur auditiver Art war. Möglicherweise war es eine Mischung von Halluzination und visueller Wahrnehmung. Es war nicht undenkbar, dass er unten vor der Tür tatsächlich den Kraterhund gesehen hatte, ein Wesen, das außerhalb seiner Fantasie existierte, da ihm das Tier in Mitzpe Ramon tatsächlich begegnet war. Dieses Tier entlockte nun seinem Gehirn eine auditive Reaktion, in Form einer Stimme, die ihn dazu bringen wollte, eine Schüssel mit Wasser zu füllen. Angenommen, es war wirklich der Kraterhund. Hatte das Tier nach ihm gesucht? Hatte es ihn zufällig gefunden? Was machte der Hund hier?

Jaap nahm eine Flasche Wasser und einen kleinen Topf und fuhr mit dem Aufzug nach unten.

Er ließ die Haustür hinter sich zufallen und ging, aufmerksam umherspähend, in die dunkle Ecke, in der die Mülleimer standen. Über den Boden zogen sich dünne Kunststoffschläuche, die die Sträucher bewässern sollten, aber alle Pflanzen waren verdorrt. Hier wurde nichts bewässert.

»Hey!«, sagte er. »Hey! Wo bist du?«

Der Hund kam hinter den Mülltonnen hervor.

Es war ziemlich dunkel hier, aber hell genug, um sich in die Augen sehen zu können. Ja, es handelte sich zweifellos um das Tier aus dem Krater.

Jaap beugte sich nach unten und goss das Wasser in den Topf, wobei er sich auf seinem Stock abstützte.

Anschließend trat er einen Schritt zurück und ließ den Hund in Ruhe trinken.

Er schlabberte den ganzen Topf leer. Es war zweifellos der Wüstenhund, und er war genauso durstig wie neulich.

»Vielen Dank«, ertönte es in Jaaps Kopf.

Schon wieder diese Stimme. Aber warum hatte er Angst davor? Wenn er den Hund hier zurückließ, würde er in seiner Wohnung nicht davon geplagt werden.

Jaap fragte: »Bist das wirklich du, diese Stimme?«

»Ja, Meneer.«

»Du bist also kein Hirngespinst?«

»Das ist keine intelligente Frage. Dein Gehirn könnte sich jede x-beliebige Antwort ausdenken. Aber nein, ich bin kein Hirngespinst.«

»Du musst aber eines sein, da es so etwas noch nie zuvor in der Weltgeschichte gegeben hat – ein Gespräch zwischen einem Menschen und einem Hund.«

Jaap nahm etwas wie ein Kichern wahr.

»Du brauchst nur in die nächste Straße einzubiegen, da siehst du jeden Tag ganz viele Menschen, die mit einem Hund reden. Das gibt es in ganz Israel.«

»Aber das ist einseitig. Die Hunde antworten nicht.«

»Woher weißt du das?«

Ein Punkt für ihn, das musste Jaap zugeben. Als Hundehasser hatte er keine Ahnung, was diese besondere Bindung zwischen Mensch und Hund beinhaltete. Aber war er eigentlich noch ein Hundehasser? Nein. Bei seinen Spaziergängen auf dem Rothschild-Boulevard sah er runde Augen, in denen er – er zögerte, sich das einzugestehen – Erbarmen las. Hunde, die dem Menschen, zu dem sie gehörten, aus keinem anderen Grund als aus Altruismus ihre Liebe schenken. Uneigennützigkeit in ihrer reinsten Form. Oder übertrieb er?

Jaap fragte: »Hast du einen Namen?«

»Entschuldigung, ich hätte mich vorstellen sollen. Ibrahim.«

»Ibrahim?«

Hätte Jaaps Gehirn sich diesen Namen ausdenken können? Unwahrscheinlich.

»Ich heiße Jaap«, sagte er.

»Jaap«, wiederholte Ibrahim. »Was bedeutet der Name?«

»Er kommt von Jakob.«

»Zwei Erzväter beieinander, Abraham und Jakob.«

»Du kennst die Bibel?«

»Ach, Jaap, ich streife schon mein ganzes Leben lang durch dieses Gebiet, und da sollte ich nie etwas von den alttestamentarischen Geschichten erfahren haben?«

Jaap musste zugeben, dass ihn das amüsierte. Und es war faszinierend, eine solche Konversation mit einem Hund zu führen. Jaap fragte: »Konntest du das schon immer, mit Menschen kommunizieren?«

»Das ist eine lange Geschichte, Jaap. Aber … Ich habe schon seit einer ganzen Weile nichts gefressen, und ich will ja nicht aufdringlich sein, also, wenn du etwas anderes zu tun hast oder alleine sein willst … Aber falls du zufällig noch etwas im Kühlschrank hast …«

Wenn das, was Jaap mit seinen Augen sah und mit seinen Ohren hörte, eine Halluzination war, dann war sie bis jetzt harmlos. Etwas anderes wäre es, wenn sich der Hund plötzlich in einen siebenköpfigen Drachen verwandeln würde.

Doch Ibrahim sah ihn mit schief gelegtem Kopf an, durch und durch freundlich.

Jaap hob den Topf auf und ging auf ihn zu, und er musste lächeln, weil Ibrahim so ungeniert seine Freude zeigte.

»Weißt du den Code noch?«, fragte Ibrahim.

Jaap stand vor der Tastatur. 36268 gab er ein, dann zögerte er.

»221«, sagte Ibrahim

Die Schließanlage summte, und Jaap zog die Tür auf.

Im Nu stand Ibrahim unten an der Treppe im Hausflur.

»Wir nehmen den Aufzug«, sagte Jaap, drückte auf den Knopf, und der Lift kam herunter.

»Zum ersten Mal in einem Aufzug, cool!«, sagte Ibrahim.

Durch das Licht im Hausflur konnte Jaap sie sich nun genauer anschauen, diese bizarre, unheimliche und zugleich sympathische Aberration seines Gehirns. Glattes Fell, eine spitze Schnauze, ein dünner Ringelschwanz und lange, dünne Beine. So ähnlich wie ein Windhund, nur etwas kräftiger.

Die Aufzugtür öffnete sich, und der Mann, dem er auf dem Flur in seinem Stockwerk gelegentlich zunickte, lächelte beim Anblick des Hundes.

»Ich wusste gar nicht, dass Sie einen Hund haben. Ein ruhiges Tier, hab ihn noch nie gehört. Ein netter Hund. Guten Abend.«

Jaap hielt die Tür auf, und Ibrahim schlüpfte in den Aufzug und setzte sich brav hin.

Jaap hörte ihn sagen: »Dein Nachbar hat also auch Wahnvorstellungen. Er hat mich gesehen, oder? Und du siehst mich doch auch?«

»Schon gut«, sagte Jaap. »Vielleicht gibt es dich wirklich, aber wir reden nicht miteinander. Mein Gehirn produziert deine Stimme. Ich glaube zwar, dass ich mit dir rede, aber es ist nicht so.«

»Du kannst glauben, was du willst«, erwiderte Ibrahim. »Aufzugfahren ist wirklich toll, aber wozu braucht man so was, wenn man eine Treppe hat?«

»Wenn man alt oder aus irgendeinem Grund zu schwach ist, ist ein Aufzug eine große Erleichterung.«

»Als wir uns in Mitzpe Ramon begegnet sind, konntest du viel besser laufen, wenn ich das mal so sagen darf.«

»Darfst du.«

»Ist etwas mit deinen Beinen passiert?«

»Ja.«

4

Jaap schloss seine Wohnungstür auf und ließ Ibrahim hinein.

Er trippelte zuerst ins Schlafzimmer und beschnupperte dort alles ausgiebig, dann umrundete er das Sofa, und dann schnüffelte er unter dem Esstisch mit den sechs Stühlen, an den Unterschränken in der Küche und an den Fußleisten.

»Du benimmst dich ziemlich hündisch«, bemerkte Jaap.

»Stör mich bitte nicht«, erwiderte Ibrahim.

Jaap hatte keine Ahnung, ob er noch etwas zu essen für Ibrahim hatte, denn in seinem Kühlschrank sah es mager aus: Käse, Butter, Milch, Trauben, Tomaten und ein paar Flaschen Wasser.

»Ich weiß nicht, was du normalerweise frisst«, sagte Jaap.

»Nichts Exquisites, das versichere ich dir. Hier ist es ziemlich sauber. Keine Mäuse«, stellte Ibrahim fest, der nach der Schnupperrunde zusammen mit Jaap den Kühlschrank inspizierte. »Du hast keine Ahnung, wie reich du bist, Mann! Brot in Milch getunkt, köstlich! Ein paar Scheiben Käse. Das ist doch mehr als genug!«

»Das sehe ich ähnlich«, sagte Jaap. Blöder Spruch, dachte er, nachdem er ihn ausgesprochen hatte.

»Ich wusste doch, dass wir vieles gemeinsam haben, Jaap.«

»Ich mach dir was Leckeres zurecht.«

Ibrahim legte sich mitten im Wohnzimmer auf den Holzfußboden, zwischen Büfett, Esstisch und Sofa, und leckte sich zwischen den Hinterbeinen.

»Igitt«, sagte Jaap, »und anschließend leckst du mir die Hände ab.«

»So halten wir uns nun mal sauber. Sauberer als die meisten Menschen, glaub mir. Manche Fachleute sagen, unser Speichel habe eine heilende Wirkung, und deswegen lecken wir uns, wenn es nötig ist. Sei froh, wenn ich dir die Hände ablecke. Das ist ein Geschenk.«

Jaap stellte den Teller vor ihn hin – vier Scheiben Brot, in Stückchen geschnitten, und vier Scheiben Käse in Milch –, und Ibrahim stellte sich auf die Beine, schlang innerhalb von einer Minute alles hinunter, leckte den Teller blitzsauber ab und legte sich dann wieder hin.

»Wirklich lecker, Jaap. Vielen Dank.«

Der Tee, den Jaap sich zubereitet hatte, war inzwischen kalt geworden, und er schaltete den Wasserkocher wieder ein. Er sagte: »Du wolltest mir doch erzählen, wie du sie bekommen hast, diese Fähigkeit, mit Menschen zu kommunizieren.«

»Aber hast du nicht umgekehrt auch die Gabe, mit mir zu sprechen, Jaap?«

»Schon. Aber ich weiß, dass ich halluziniere.«

»Wenn du so denkst, hat es keinen Sinn, dir zu erzählen, woher mein Talent kommt. Denn es wäre eine Geschichte deines Unterbewusstseins, die in dein Bewusstsein dringt.«

»Erzähl«, sagte Jaap, »ich nehme mein Unterbewusstsein ernst.«

»Gut. Aber reduziere mich nicht auf eine Macke in deinem Oberstübchen. Ich habe eine Persönlichkeit, ich habe viel mitgemacht im Leben. Was ich dir erzähle, ist keine Ausgeburt deines Hirns.«

»Verstehe. Tut mir leid. Ich höre.«

»Ich komme aus der Nähe von Hebron. Meine Eltern waren Straßenhunde. Die gibt es noch im Westjordanland. Ich bin ein Kanaanhund, von beiden Seiten. Wir leben schon länger hier als ihr, also brauchst du mir nichts darüber zu erzählen, was hier so vor sich geht und wie man hier überlebt, wir wissen alles. Meine Eltern habe ich nie kennengelernt, und dadurch war ich zu einem Leben auf der Straße verurteilt. Der Stärkste überlebt. Ich hatte Glück und wurde von einem Gerber aufgenommen, Witwer, keine Kinder. Bei ihm bin ich aufgewachsen. Er gab mir meinen Namen. Bei ihm lebte ich, bis er krank wurde und starb. Das war eine schlimme Zeit. Seine Familie übernahm sein Haus und jagte mich mit Fußtritten davon. Dadurch wurde ich wieder zum Straßenhund, so wie früher. Das war schwer. Straßenhunde kämpfen um jeden Krümel Futter. Es wurde schwieriger, und ich unternahm immer weitere Wanderungen, bis ich nach Ein Gedi kam, auf der anderen Seite des Grenzzaunes. Ich bin durch ein Loch geschlüpft. In der Oase dort fand ich genug Essen, und die Kinder waren ganz in Ordnung, aber sie wollten mich unbedingt dressieren. Ich sollte ständig Sitz oder Platz machen, hol das Bällchen und lauter solchen Unsinn. Da bin ich weitergezogen. Es ist schwer, in der Wüste zu überleben. Aber ich hatte Glück, ich traf auf eine Gruppe von fünf anderen Freibeutern, und zusammen schafften wir es, rissen wenn nötig sogar einen jungen Steinbock. Irgendwann führte uns unser Weg in den Krater. Dort habe ich fünf Jahre lang gelebt. Meine Freunde waren alle ein wenig älter als ich, und ich habe einen nach dem anderen sterben sehen. Bis nur noch ich übrig blieb.

Ein Jahr lang ist es mir gelungen, allein zu überleben. Manchmal gab mir jemand Wasser; du warst nicht der Einzige. Auf der 40 südlich von Mitzpe Ramon geriet ich in ein Feuergefecht zwischen dem Militär und einer Gruppe von Autodieben, Beduinen. Ich wurde von einem Querschläger getroffen, hier, hinter dem Ohr. Ein Streifschuss am Kopf. Und als ich wieder zu mir kam, da …«

»Wann war das?«

»Kurz bevor du bei diesem Stein aufgetaucht bist. Ich kenne den Stein. Ich habe dich früher auch schon dort gesehen. Was hat es damit auf sich?«

Jaap blies über den heißen Tee. »Wie alt bist du?«

»Fünfzehn. Mal sieben macht hundertfünf.«

»Hundertfünf?«

»Ein Hundejahr zählt so viel wie sieben Menschenjahre. Unser Leben ist siebenmal intensiver. Und du?«

»Siebenundsechzig.«

»Du bist also noch keine zehn?«

»Nein, aber manchmal fühle ich mich so, Ibrahim. Gibt es eine Abkürzung für deinen Namen?«

»Bei den Juden heiße ich Abraham. Du kannst Avi zu mir sagen, einverstanden?«

»Avi.«

»Was ist mit diesem Stein, Jaap?«

»Diesen Stein … Diesen Stein haben wir dort niedergelegt, weil an dieser Stelle meine Tochter und ihr Freund verschwunden sind. Vor zehn Jahren. Dort lag ein Rucksack mit ein paar ihrer Sachen. Wir haben alles getan, um sie zu finden, aber … Demnächst fange ich wieder an zu suchen. Ich habe jemanden aufgetrieben, einen Geologen, der ein Team von Fachleuten zusammenstellt und den ganzen Krater mit Radar, Infrarot, ultraviolettem Licht und Röntgenstrahlen durchforsten wird. Wir werden von einem Hubschrauber aus Fotos machen. Wir werden sie finden, Avi!«

»Habt ihr etwa nie daran gedacht, Hunde einzusetzen?«

Jaap sah ihn überrascht an: »Damals schon. Aber inzwischen nicht mehr. Nein, das ist uns nicht eingefallen.«

»Du glaubst, dass sie nach all den Jahren noch am Leben sind?«

»Ja.«

»Zehn Jahre in der Wüste?«

»Ich glaube nicht, dass sie dortgeblieben sind. Sie sind irgendwo anders hingegangen oder hingebracht worden. Es muss Spuren von ihnen geben!«

Ibrahim schwieg einen Moment lang. Dann fragte er: »Wie kommt es, dass du mit mir kommunizieren kannst, Jaap?«

»Ich hatte eine Operation, hier oben, hinter meiner Stirn.« Jaap setzte den Heisenberg-Hut ab und zeigte Ibrahim die Narben. Der Kopf tat ihm weh; der Schlag mit dem Flaggenstock hätte tödlich für ihn enden können. »Mir wurde ein Tumor entfernt, und man weiß, dass nach der Operation Wahnvorstellungen auftreten können. So wie jetzt mit dir.«

»Eine schöne Wahnvorstellung bin ich«, sagte Ibrahim.

Jaap trank einen Schluck Tee.

»Ich kenne den Krater wie kein anderer«, sagte Ibrahim.

»Ja, kann schon sein«, erwiderte Jaap. »Aber auch besser als Fachleute wie zum Beispiel Geologen?«

»Ich lebe dort, Jaap. Na ja, ich habe dort gelebt. Jetzt bin ich ja hier.«

»Warum bist du nach Tel Aviv gekommen?«

»Ich brauchte Wasser, und ich hatte Gerüchte über Tel Aviv gehört. Hier soll ordentlich was los sein. *Life on the wild side!*«

Sie lachten beide.

»Allerdings gilt das nicht für meine Artgenossen hier. Wie gut erzogen die sind! Lauter Gentlemen und Ladys.«

»Aber sie scheißen überallhin«, erwiderte Jaap.

»Wir haben einen anderen Verdauungsrhythmus als ihr.«

»Wie bist du hierhergekommen?«

»Glaubst du etwa, ich wäre mit dem Zug gefahren? Zu Fuß natürlich. Warum bist du nicht ins Hotel zurückgegangen?«

»Ich musste etwas erledigen. In Jerusalem. Anschließend musste ich operiert werden. Ich bleibe für eine Weile hier.«

»Womit verdienst du dein Geld, Jaap?«

»Ich bin Neurochirurg. Ich war Neurochirurg. Inzwischen bin ich pensioniert.«

»Wow! Du könntest also in meinen Kopf hineinschauen?«

»Ja, und das Verrückte ist, Avi, dass du auch in meinen Kopf schauen kannst. Mehr oder weniger.«

»Ja, das ist schon verrückt.«

»Kannst du alle Menschen verstehen, seitdem du angeschossen wurdest?«

»Ja, aber sie verstehen mich nicht. Ich musste darauf warten, dass jemand auf derselben Wellenlänge funkt wie ich, und das warst du. An diesem Stein … Da warst du noch nicht so weit. Du musstest dich quasi in die richtige Richtung entwickeln. Das wusste ich. Deswegen habe ich dich, ehrlich gesagt, gesucht. Natürlich habe ich die Wüste auch verlassen, weil es dort einfach kein Wasser gibt. Aber vor allem hatte ich das Gefühl, auf einer Mission zu sein. Dieser Stein und dein Gesicht dort, dein Blick … Wir wissen manches, was ihr nicht wisst. Wir stehen mit allen vier Pfoten auf der Erde, ihr schwebt mit dem Kopf darüber.«

Ibrahim stand auf und leckte Jaap die Hand.

Zuerst wollte Jaap sie rasch wegziehen, aber er ließ es zu und spürte Ibrahims weiche Zunge. Er sagte: »Du bist eine Halluzination.«

Ibrahim antwortete: »Na und?«, und fügte hinzu: »Ich muss jetzt los, ein paar wichtige Dinge erledigen.«

Jaap setzte seinen Hut auf und brachte ihn nach unten, öffnete die Haustür, und Ibrahim schlüpfte hinaus und verschwand in der Dunkelheit des Gartens.

Jaap wartete noch eine halbe Stunde im Hausflur, aber Ibrahim kehrte nicht zurück.

5

Um drei Uhr morgens schreckte Jaap plötzlich auf und war hellwach. Er stand auf und sah nach, ob in der Spüle ein Teller stand. In der Spüle war keiner, aber auf dem Abtropfgestell daneben stand tatsächlich ein tiefer Teller. Er wurde wohl allmählich wahnsinnig, denn er erinnerte sich daran, dass er diesen Teller mit Brotstücken, Käse und Milch gefüllt hatte, während er sich mit einem Hund unterhalten hatte. Wie das funktionieren sollte, war unmöglich zu verstehen; man sah nicht, wie der Hund sprach, und wenn Jaap ihm antwortete, bewegte auch er nicht die Lippen. Ibrahim. Avi. Der Hund, den er in dem riesigen Krater zum ersten Mal gesehen hatte. Dieser Hund war jetzt hier in Tel Aviv, um mit ihm, dem gelehrten Sohn des Öljuden, Gedanken auszutauschen.

Neurochirurgen pflegen im Allgemeinen nicht mit Hunden zu sprechen, und wenn es doch mal einer tat, wurde er in einer Einrichtung von geduldigem und verständnisvollem Personal behandelt. Glücklicherweise war der Hund jetzt weg, und es blieb still in seinem Kopf, andererseits war es dort niemals still, sondern es ging drunter und drüber. Er hatte Kopfschmerzen und nahm die Tabletten, die er im Badezimmer stehen hatte.

Er zog eine Hose an, schlüpfte in ein Paar Schuhe, setzte seinen Hut auf und nahm den Aufzug nach unten.

Es war mitten in der Nacht, und draußen war es herrlich, nicht wärmer als zwanzig Grad, und Jaap ging zu den Mülleimern und klopfte mit seinem Stock dagegen.

»Avi? Avi? Ibrahim?«

Doch es erschien kein Hund, nur eine Katze, und danach noch drei andere Katzen mit sich ringelnden, schmeichelnden Schwänzen, die sich an ihn schmiegten.

Jaap ging die Straße entlang und rief weiter: »Avi! Avi!«

Er kontrollierte, ob niemand ihn sah, und ging hinüber in den Garten des angrenzenden Hauses, der genauso verwahrlost war wie der vor seinem, und rief: »Avi! Avi!«

Er verließ die Rehov Engel, bog auf den Rothschild-Boulevard ab, der verlassen dalag, und kehrte über die Jehuda HaLevi wieder zurück, auf der ebenfalls keine Menschenseele unterwegs war.

Kein Hund weit und breit.

Er dachte an seinen Nachbarn, der Ibrahim ganz offensichtlich gesehen hatte, als er ihnen aus dem Aufzug entgegengekommen war, und der daher bezeugen konnte, dass der Hund tatsächlich existierte. Dennoch zweifelte Jaap inzwischen auch daran. War nicht nur die Stimme, sondern auch das Tier selbst eine Ausgeburt seiner Fantasie?

Irgendwann legte er sich wieder ins Bett, schlief noch ein paar Stunden und rief am nächsten Morgen im Krankenhaus an, um einen Termin für eine psychiatrische Untersuchung zu vereinbaren. Spontan sei nichts frei; er könne erst nächste Woche kommen. Anschließend rief Jaap erneut bei Geertje an und hinterließ die zigste Sprachnachricht, denn bisher hatte sie nicht reagiert. Er wechselte E-Mails mit dem Geologen, und Rina schickte positive Nachrichten. Ach, Mist, am Samstag wurde er ja zu dem Abendessen beim Ministerpräsidenten erwartet, aber momentan war er nicht zurechnungsfähig. Angenommen, der Ministerpräsident hatte einen Hund zu Hause, und der finge an, mit ihm zu reden? Andererseits hatte Ibrahim gesagt, man müsse auf derselben Wellenlänge sein, um zu kommunizieren, und das sei selten. Auf derselben Wellenlänge? Warum hatte Jaap sich bei diesem abgedroschenen Ausdruck nicht kaputtgelacht? Welchen Ursprung sollten diese Wellen denn haben? Das Gehirn? Welcher Teil des Gehirns? Oder die Seele? Wo befand sich die Seele?

Er machte sich gerade bereit für seinen Ausflug zum

Café der alten Säcke: nahm seinen Stock, setzte den Hut auf, steckte ein bisschen Bargeld ein, als Rina anrief.

Sie fragte, ob er zu Hause sei.

»Ja. Was gibt's denn?«

»Sie erhalten in fünf Minuten einen Anruf aus Riad.«

Er setzte sich an den Tisch, legte den Stock darauf und warf einen Blick auf sein Handy. Es vibrierte, und er nahm den Anruf an.

»Ja?«

»Professor Hollander?«

»Am Apparat.«

»Hier ist Noora.«

»Noora!«, sagte er überrascht. »Wie geht es dir?«

»Es geht mir sehr gut, Professor. Ich habe keinerlei Beschwerden mehr, keine Kopfschmerzen, kein Schwindelgefühl. Ich bin gesund!«

»Ich freue mich, das zu hören, Noora!«

»Ich wollte Sie, auch im Namen meines Vaters, fragen, wann Sie uns besuchen kommen.«

»Sobald ich reisefähig bin. Ich hatte selbst eine kleine Operation am Gehirn …«

»Ja, das hat Papa mir gesagt.«

»… und sobald alles gut verheilt ist und ich wieder etwas bei Kräften bin, komme ich dich besuchen.«

»Ich wollte noch etwas sagen. Vor ein paar Tagen hat Papa mir von Ihrer Tochter erzählt. Es tut mir furchtbar leid für Sie. Aber dann, letzte Nacht – und das wollte ich Ihnen unbedingt erzählen –, habe ich von ihr geträumt. Ich habe geträumt, dass Sie sie gefunden haben. Es war ein sehr klarer Traum, und meine Mutter sagte, ruf den Professor an, sag ihm, dass solche Träume eine Bedeutung haben. Sie glaubt ganz fest an Träume. Und deswegen habe ich Sie heute angerufen.«

»Danke, Noora, lieb von dir.«

»Meine Mutter sagt, der Traum bedeutet, dass Sie sie retten werden, so wie Sie mich gerettet haben. Halten Sie das für möglich?«

»Ich weiß nicht. Ja, vielleicht.«

»Ich habe mich gefreut, mit Ihnen zu sprechen. Wenn Sie kommen, geben wir die größte Party, die Riad je gesehen hat!«

»Ich freue mich schon darauf. Mach's gut, Noora!«

»Auf Wiedersehen, Professor!«

Draußen trat Jaap in die Ecke zu den drei grünen Mülltonnen unter dem Schutzdach, klopfte dagegen und hielt Ausschau. An jedem Grundstück an der Rehov Engel blieb er stehen, sah Katzen, die sich ihm hoffnungsvoll näherten, aber Ibrahim blieb unauffindbar.

An der Sheinkin Street hielt Jaap sich auf der Schattenseite, und wie üblich sah er Dutzende von Hunden, die von ihren Herrchen oder Frauchen Gassi geführt wurden. Ab und zu erschreckte ihn ein vorbeisausender Roller. Auf der Hundewiese neben dem Altmännercafé herrschte ein reges Treiben. Ohne es zu merken, lebten die Juden in der Stadt der Hunde. Und er verstand jetzt auch, warum das so war. Sahen Hunde nicht immer nur das Beste in ihren Herrchen oder Frauchen? War es nicht von wesentlicher Bedeutung, dass jeder Hund fest daran glaubte, ausgerechnet er habe das Glück, das großartigste Herrchen oder Frauchen der

Welt zu haben? Und war es nicht tragisch, auf den Straßen Tel Avivs den Beweis dafür zu finden, dass der Hund von allen Völkern der Welt dieses geprügelte, gedemütigte und gehetzte Volk am meisten liebte?

Als ihm sein Cappuccino serviert wurde – »Bitte sehr, Professor!« –, fragte er sich, ob er mit Ibrahim darüber sprechen könnte. Vielleicht sollte er nicht vor seinen Halluzinationen davonlaufen, sondern sich ihnen stellen. Ob sich ein Psychiater fand, der ihm riet, seine Halluzinationen zu pflegen?

Jaap verspürte plötzlich das Bedürfnis, auch einen Hund zu haben. Und es war naheliegend, Ibrahim zu bitten, sein Hund zu werden.

Zurück in seiner Wohnung, schickte er Geertje noch ein paar Textnachrichten und sprach ihr auf die Mailbox. Dann ging er in die Fashion Mall, um einen neuen Anzug zu kaufen, das gleiche Zegna-Modell, das gleiche Hemd. Den verlorenen Bontoni hatte er nie wiedergesehen, deshalb kaufte er nach einigem Zögern auch davon ein neues Paar. Es hätte nur ein Motiv gegeben, es nicht zu tun: Aberglaube, und dem wollte er keinesfalls nachgeben. Es war unwahrscheinlich, dass er auf dem Weg zum Ministerpräsidenten zum zweiten Mal in die Scheiße treten würde.

Gegen Mittag rief Jonathan Leibowitsch an, der Kollege, der ihn operiert hatte.

»Irgendwelche Beschwerden, Jaap?«

»Ab und zu Kopfschmerzen, nichts Dauerhaftes oder Besorgniserregendes.«

Dass er unter Halluzinationen und Wahnvorstellungen litt und mit einem Hund sprach, verschwieg er.

»Ich habe gehört, dass du einen Termin bei Aviva Rubin gemacht hast.«

Das war die Psychiaterin, die Jaap am Montag aufsuchen sollte.

»Ja, ich konnte ein paar Tage lang nicht richtig schlafen und dachte, ich könnte vielleicht zusätzlich irgendetwas für die Nacht bekommen.«

»Keine Aussetzer oder Schwindelgefühle?«

»Ich weiß, worauf ich achten muss, Jonathan.«

»Wenn du irgendwelche Fragen hast, sag mir Bescheid. Ich habe mir die letzten Aufnahmen noch einmal angeschaut, es sieht gut aus. Du wirst locker über achtzig.«

»Ich weiß nicht, ob ich der Menschheit damit einen Gefallen tue …«

Dann rief ihn Joke Veltman an, Geertjes Schwester. Ganz schön viel los an diesem Tag.

»Kann ich kurz stören, Professor?«

»Natürlich, was gibt's?«

Sie wollte ihm garantiert erzählen, dass Geertje einen anderen hatte, der keine Pille für eine Erektion brauchte, aber sich nicht traute, es ihm persönlich zu sagen.

»Sag mal, weißt du vielleicht, wo Geertje ist?«

»Ich versuche sie auch schon seit ein paar Tagen zu erreichen, aber sie meldet sich nicht. Also, nein, ich weiß nicht, wo sie ist.«

»Mich ruft sie auch nicht zurück. Irgendwann bin ich kurzerhand nach Hilversum gefahren und habe bei ihr geklingelt, aber sie hat nicht aufgemacht, also habe ich mich mit meinem Schlüssel reingelassen. Ihre Schränke waren halb leer geräumt, ihre Koffer verschwunden. Offenbar ist sie verreist, aber wohl nicht zu dir?«

»Nein, bei mir ist sie nicht. Sie hat dir also nichts gesagt?«

»Nein, kein Wort. Hat sie dir erzählt, dass sie Urlaub machen wollte?«

»Tja, sie hatte sich vorgenommen, Japan, Mexiko, Peru, Bali und Kapstadt zu besuchen.«

»Aber warum hat sie mir nicht Bescheid gesagt, wenn sie wirklich geflogen ist?«

»Machst du dir Sorgen, Joke?«

»Ja, ein bisschen schon.«

»Sie hat ihr Gepäck dabei, also ist sie wahrscheinlich nicht entführt worden.«

»Du hast recht. Das beruhigt mich etwas. Aber es sieht ihr einfach so gar nicht ähnlich.«

Nachdem er eine Stunde lang auf dem Sofa gelegen und sogar eine Weile geschlafen hatte, wobei er sich ebenso wie Joke Sorgen gemacht hatte, weil Geertjes Verhalten so untypisch für sie war, überwies er Dr. Kordevani einen Vorschuss von seinem israelischen Konto. Die drei Millionen waren bisher kaum angetastet, und er hatte mehr, viel mehr.

Er öffnete seinen Account bei der First Abu Dhabi Bank und erwartete, auf dem Bildschirm seines Laptops eine Summe von 997 000 000 zu sehen. Aber es waren nur 7 000 000 Euro. 990 Millionen waren auf ein ihm unbekanntes Konto bei der CIBC First Caribbean Bank auf den Kaimaninseln überwiesen worden.

Geertje war die Einzige, die eine Bankvollmacht hatte und die die Login-Daten für das Konto kannte. Er hoffte, dass sie ihn darüber informieren würde, was es mit der Überweisung auf sich hatte, vielleicht gab es ja bei dieser Bank höhere Zinsen, aber es war auch nicht ganz auszuschließen, dass sie ihn um 990 Millionen Euro erleichtert hatte.

Er schickte ihr dreißig Textnachrichten und rief sie zwanzigmal an. Aber vermutlich befand sich Geertje auf einer abgelegenen Karibikinsel, wo die Verbindung schlecht war.

Wenn er dem Herrscher den Diebstahl meldete, konnte das fatale Folgen haben. Faysal war nicht der Typ, der bei der Polizei Anzeige gegen die Betrügerin erstatten würde. Wenn Jaap ihn informierte, würde es Geertjes Tod bedeuten.

Was hatte sie sich gedacht, als der Betrag auf ihrem Bildschirm erschien? Dass es Drogengeld war? Dass der Professor in den Kokainhandel eingestiegen war? Sie musste unbedingt erfahren, dass der Herrscher keine Geduld und kein Mitleid kannte und viele Männer in seinen Diensten hatte, die als Lösung für extreme Probleme zu extremen Mitteln griffen. Aber Geertje war nicht zu erreichen. Wenn sie wüsste, mit wem sie es zu tun hatte, würde sie den Betrag sofort zurückerstatten, davon ging Jaap aus. Oder war die Summe so hoch, dass sie ihr den Verstand vernebelte? Jedenfalls kam er zu dem Schluss, dass er den Diebstahl besser nicht dem Herrscher melden sollte.

Er schrieb an Geertje: »Ich weiß, was du getan hast. Es ist lebensgefährlich für dich! Ruf mich an!«

Es war gemein und dumm von Geertje, aber wenn er ehrlich zu sich war, musste er sich eingestehen, dass er damit leben konnte. Natürlich hätte er das Vermögen gerne zurückgehabt, aber ihm blieben ja noch sein Haus, seine Pension sowie knapp zehn Millionen an Barvermögen. Materiell gesehen hatte er schon ein sorgloses Leben geführt, bevor ihm die Milliarde in den Schoß gefallen war.

Geertje, du bist eine Kanaille, dachte er grinsend.

Aber dann wurde er doch sauer.

Während des restlichen Nachmittags saß Jaap mit wachsendem Unmut im Schatten auf seinem Balkon, trank einen Tee nach dem anderen und ging entsprechend oft auf die Toilette. Draußen hatte es sich stark abgekühlt; das Wetter änderte sich, Regenschauer und Stürme waren vorhergesagt. Das ganze Land wartete sehnsüchtig darauf.

Er schrieb an Geertje: »Ich gebe dir Zeit bis Montag. Wenn ich bis dahin nichts von dir höre, kann ich für deine körperliche Unversehrtheit nicht garantieren.« Aber er schickte die Nachricht nicht ab. Stattdessen textete er: »Liebe Geertje, ruf mich an, es ist wirklich wichtig! Bis spätestens Montag. Die Sache wird Konsequenzen haben.«

Der Nachmittag verstrich. Jaap aß ein belegtes Brot und ging dann mit einer Flasche Wasser, einer Metallschüssel und dem Plastikklappstuhl vom Balkon nach unten. Es war lächerlich, auf einen sprechenden Hund zu warten, aber er konnte nicht anders.

Um nicht wie ein Depp dazustehen, rauchte er eine Zigarette. Und dann noch eine.

Der Abend kam, und die Dämmerung umhüllte ihn, während er reglos dort saß, den Heisenberg-Hut auf seinem verletzten Kopf, den Stock auf dem ausgedörrten Boden neben seinen schwarzen Nikes, und er sah, was er nicht sehen wollte: eine Flutwelle, die sein Kind mit sich riss, den jungen Amerikaner, der es nicht schaffte, ihre Hand festzuhalten, und dann selbst von den Wellen verschlungen wurde. Nein, so konnte es nicht gewesen sein, sie waren nie gefunden worden. Die Dunkelheit klebte an ihm wie Teer.

Gegen Mitternacht stand er auf, klappte den Stuhl zusammen und wollte gerade nach oben gehen. In dem Moment hörte er die Stimme.

Vielleicht wurde er allmählich verrückt, und wenn es so war, würde er sich nicht dagegen wehren. Er hatte jemanden gefunden, mit dem er reden konnte. Es war zwar ein Hund, aber für einen Verrückten ist jede Stimme wie Balsam.

Da stand Ibrahim. Er sagte: »Hi!«

»Hi«, sagte Jaap.

Er stellte den Stuhl wieder auf und füllte den Napf mit Wasser. Wollte er das hier wirklich? Würde er das je irgendjemandem erklären können?

Ibrahim sah ihm ungeduldig zu, schlappte in Rekordtempo das Wasser auf, entfernte sich ein paar Meter von Jaap, hob sein rechtes Hinterbein und pinkelte gegen einen Busch.

»Es ist gar nicht so einfach«, sagte Ibrahim, als er zurückkehrte. Er ging breitbeinig und selbstgefällig wie ein muskelbepackter Pitbull. »Ich muss mich tagsüber verstecken, weil mich sonst die Hundefänger erwischen, deshalb kann ich nur im Dunkeln die nötigen Vorkehrungen treffen. Und ungerecht ist es sowieso: Überall wimmelt es vor streunenden Katzen, die von den Cat Ladies zu fressen bekommen. Aber Hunde dürfen nicht frei herumlaufen. Rassismus ist das!«

»Rassismus gibt es überall«, erwiderte Jaap. »Wo warst du?«

»Ich habe mich hier und da mal umgehört.«

»Umgehört? Wonach?«

»Nach dem geheimen Wissen von uns, von den Hunden.«

Jaaps Fähigkeit, seinen Unglauben zu verdrängen, war seiner Erfahrung nach meisterhaft, aber Ibrahim stellte sie jetzt ernsthaft auf die Probe. Er fragte: »Ihr verfügt über geheimes Wissen?«

»Ja, allerdings.«

»Worüber?«

»Über Leben und Tod.«

Dass Jaap mit einem Hund redete, bewies, dass er bereit war, solche grundlegenden Dinge wie Vernunft und Skepsis außen vor zu lassen. Aber dass Ibrahim jetzt von ihm verlangte zu akzeptieren, dass Hunde geheimes Wissen besaßen, war definitiv zu viel des Schabernacks.

Ibrahim fuhr fort: »Der ägyptische Gott Anubis wurde mit einem Hundekopf dargestellt. Er geleitete die Seelen ins Totenreich und beschützte die Gräber. In allen alten Kulturen hier im Nahen Osten spielten wir eine wichtige Rolle. Was meinst du, warum das so ist, Jaap?«

»Ich verstehe nicht, worauf du hinauswillst, Avi.«

»Ich will dich zu deiner Tochter führen, Jaap.«

Einen Moment lang bekam Jaap keine Luft. Für ein paar Sekunden hörte sein Körper auf zu funktionieren. Dann dachte er: Das ist nur ein Hund, wieso sollte man etwas glauben, was ein Hund behauptet?

Er fragte: »Du weißt, wo sie ist?«

»Weißt du es denn nicht selbst?«

»Nein. Sonst würde ich nicht nach ihr suchen.«

»Sie ist fort, Jaap. Sie ist tot.«

Jaap stand auf und klappte den Stuhl zusammen. Er wollte nicht, dass sein Unterbewusstsein so etwas zu ihm sagte. Er bückte sich, hob seinen Stock auf und ging wortlos zur Haustür.

Aber Ibrahim folgte ihm.

»Hör mir zu, Jaap. Geh nicht weg. Hör mir noch kurz zu.«

Aber Jaap konnte die Stimme nicht ertragen; Ibrahim war ein Dämon, den er aus seinem Geist verbannen musste.

Wieder schwebten seine Finger ratlos über den Nummernkästen neben der Tür.

Er hörte: »Aber du kannst sie wiedersehen, Jaap. Unsere Weisen sagen, dass du sie besuchen kannst.«

6

Jaap nahm ein Taxi nach Jaffa. Ibrahim musste notgedrungen laufen, da nicht viele Taxis bereit waren, Hunde mitzunehmen. Jaap hatte einen sehr eindeutigen Auftrag erhalten: Er sollte einen gut durchgebratenen Hamburger mit

Brötchen, ohne Soße, und eine doppelte Portion Fritten besorgen.

Obwohl es ein Uhr nachts war, hatten zahlreiche Imbissbuden geöffnet, und Jaap ließ den Fahrer an der belebten Ecke Rothschild-Boulevard und Nahalat Binyamin warten. Anschließend fuhren sie weiter nach Jaffa. Jaap sollte sich im Herzen der Altstadt zeigen, in dem kleinen Park oben auf dem Hügel. Dort verlief die hölzerne Wunschbrücke, von der aus man tagsüber einen herrlichen Blick auf die Küstenlinie von Tel Aviv, die alten, hübsch renovierten Gebäude Jaffas und das Meer hatte. In der Dunkelheit gab es jedoch nur wenig zu sehen.

Das Taxi, das auf ihn warten würde, konnte Jaap nicht direkt am Park absetzen, da sich dieser in der Fußgängerzone befand, sodass Jaap das letzte Stück zu Fuß gehen musste. Auf seinen Stock gestützt, den Porkpie fest auf dem Kopf, war er sich der Absurdität dieser nächtlichen Aktion sehr wohl bewusst. Aber er war derart in seiner Wahnvorstellung gefangen, dass es jetzt auch nichts mehr ausmachte.

In Jaffa gab es, anders als in Tel Aviv, durchaus einiges an Kriminalität, und es konnte passieren, dass Jaap ausgeraubt wurde. Sollte ihm jemand eine Pistole auf die Brust setzen, würde er sich aber nicht verteidigen, sondern die Tüte mit dem Burger und den Pommes sofort aushändigen. Auf Ibrahims Rat hin hatte er sein Handy zu Hause gelassen und ein paar Hundert Schekel Bargeld dabei, um mögliche Räuber nicht zu enttäuschen.

An der Brücke wartete Ibrahim auf ihn.

»Durchgebraten?«

»Ja, wie du gesagt hast«, antwortete Jaap.

»Sie mag sie nicht medium oder blutig.«

»Sie?«

»Ja. Die Weise, die du gleich treffen wirst, ist eine Hündin. Oder hast du geglaubt, nur Rüden könnten weise sein? Bist du etwa frauenfeindlich?«

Ibrahim übernahm die Führung, überquerte die Brücke und lief bis in eine dunkle, mit dichtem Gebüsch bewachsene Ecke des Parks.

»Ehrlich gesagt habe ich noch nie darüber nachgedacht. Wie soll ich sie ansprechen?«

»*Chachama.* Das ist die weibliche Form von *Chacham*. Die Kluge. Die Weise.«

Ibrahim führte ihn durch das Gebüsch, und Jaap stieß auf drei große Hunde, die nicht vor ihm beiseitewichen, pechschwarze Bouviers mit Killeraugen und furchterregendem Gebiss. Sie beschnupperten erst Ibrahim, dann die Hamburgertüte und fingen an zu sabbern. Dann ließen sie sie durch.

Ein Stück weiter ruhte die Chachama, eine alte Golden-Retriever-Hündin mit grauer Schnauze. Sie lag auf der Seite, hob kurz den Kopf und betrachtete Jaap.

»Stell die Tüte neben sie«, instruierte ihn Ibrahim.

Jaap tat es.

Die Retriever-Hündin richtete sich langsam auf, kam schwerfällig auf die Hinterbeine und steckte die Nase in die Tüte.

»Du sollst alles auspacken«, sagte Ibrahim.

Jaap hockte sich hin und riss die Tüte auf. Er öffnete die Packung mit dem Burger und wollte die Fritten daraufschütten.

»Nein, die Fritten extra«, instruierte ihn Ibrahim. »Sie will wissen, wie du heißt.«

»Du weißt, wie ich heiße, Avi.«

»Komischer Name, sagt die Chachama.«

Die Retriever-Hündin ließ sich Zeit, schmatzte und leckte sich die Schnauze. Aber sie fraß nicht alles auf. Die drei bedrohlichen Bouviers näherten sich und erhielten die zweite Hälfte des Burgers und die ganzen Pommes. Sie verschlangen alles in nicht mal einer halben Sekunde.

Die Retriever-Hündin legte sich erschöpft wieder auf die Seite, zu matt, um länger stehen oder aufrecht sitzen zu können.

»Du sollst dich gegenüber der Chachama auf den Boden setzen«, sagte Ibrahim.

Jaap ließ sich mit steifen Gliedern nieder.

»Sie will deine Augen sehen, nimm deinen Hut ab.«

Jaap nahm seinen Hut ab und schaute dem Tier in die Augen.

Ja, sie hatte weise Augen, auch ein wenig traurig, und sie ließ ihren Blick über seinen Kopf und sein Gesicht wandern. Dann schloss sie ihre Augen.

Ibrahim flüsterte: »Die Chachama sagt: ›Alles ist möglich. Aber nur unter der Voraussetzung, dass du die Tatsachen akzeptierst.‹«

»Welche?«

»Die Chachama sagt: ›Du weißt, was ich meine.‹«

Jaap wusste es. Aber warum sollte er aufgeben, was ihn zehn Jahre lang am Leben gehalten hatte?

»Und?«, fragte Ibrahim.

»Ich weiß. Aber …«

Unfähig, weiterzusprechen, schaute er weg und unterdrückte krampfhaft seine Tränen. War der Moment gekommen, vor dem er sich die ganze Zeit gefürchtet hatte? Musste er sich der Wahrheit stellen?

»Gut«, sagte er. »Ich weiß. Sie lebt nicht mehr.«

Er sah, wie Ibrahim der Hündin zuhörte und nickte.

Ibrahim sagte: »Die Chachama sagt: ›Sie lebt. Aber anders, als du denkst. Möchtest du sie besuchen?‹«

Jaap war bereit, alles zu glauben.

»Ja, wenn das möglich ist«, sagte Jaap, der Spezialist für Mikroneurochirurgie.

»Was bist du bereit, dafür zu tun?«

»Alles.«

»Die Chachama fragt: ›Bist du auch bereit, das Risiko einzugehen, nicht mehr zurückzukehren?‹«

»Hierher zurückzukehren?«

Ibrahim wartete auf eine Antwort.

»Ja.«

»Die Chachama sagt: ›Gut. Dann werde ich dir Anweisungen geben. Hör gut zu.‹«

Jaap nickte.

»Sie sagt: ›Kehr zurück nach Mitzpe Ramon. Es wird Regen geben. Warte, bis der Regen so stark ist, dass sich in der Wüste Flüsse bilden.‹«

»Flutwellen«, sagte Jaap.

»Du springst hinein und lässt dich mitreißen. Du wirst in eine Felsöffnung gezogen, tiefer und tiefer hinein, bis du aus dem Fluss kriechen kannst. Du könntest ertrinken. Dir könnten Gliedmaßen abgerissen werden. Es wird dunkel und schrecklich sein, und es herrscht furchtbarer Lärm.

Wenn du es schaffst, wird Ibrahim dort auf dich warten und dich zu einer letzten Prüfung geleiten.«

»Und nach der letzten Prüfung?«

»Die Chachama sagt: ›Dann wirst du deine Tochter wiedersehen.‹«

Jaap nickte. Er war bereit, sich auf jede Art von Wahnsinn einzulassen, wenn er dafür Lea umarmen, küssen und ihr sagen konnte, wie leid ihm alles tat: seine Gedankenlosigkeit, seine Besessenheit von seiner Arbeit, seine Respektlosigkeit gegenüber ihrer Mutter, dass er sich für so vieles entschuldigen müsse.

»Dann mache ich es«, sagte er, und an Ibrahim gewandt: »Du wirst also auch da sein? Springst du mit mir zusammen in den Fluss?«

»Nein. Das musst du ganz allein tun. Ich komme über die Aschkelon-Route.«

»Was ist das?«, fragte Jaap.

Ibrahim war einen Moment lang von der Retriever-Hündin abgelenkt.

»Die Chachama will wissen, was ich dir erzählt habe.«

»Worüber?«

»Darüber, wer ich bin«, antwortete Ibrahim.

»Na, du hast mir beispielsweise erklärt, dass du aus dem Westjordanland stammst, also genau genommen hast du mir deine ganze Lebensgeschichte erzählt.«

Ibrahim war sichtlich beunruhigt über die Antwort der Chachama und hörte ihr mit einigem Unbehagen zu.

»Sie findet, ich soll dir die Wahrheit sagen.«

»Aha. Und die wäre?«

»Die Chachama meint, ich soll dir sagen, dass ich ein

bisschen gelogen habe. Ich bin ein Guide. Ich führe Menschen, die das Reich der Toten besuchen wollen.«

»Und das soll ich dir glauben?«

»Das ist ja das Problem. Du bist so skeptisch, dass ich mir etwas ausgedacht habe. Ich wusste, dass du mir nicht glauben wirst. Aber wir sind dir seit dem Moment gefolgt, als du mir im Krater Wasser gegeben hast. Wir wussten, dass wir bei dir bleiben müssen. Wir mussten dir helfen.«

»Und warum helft ihr mir?«

»Weil wir euch Menschen lieben.«

Ibrahim sah den Retriever an und nickte.

»Die Chachama will schlafen, sie fragt, ob wir unser Gespräch anderswo fortsetzen können.«

»Und was soll ich jetzt tun? Mich bei ihr bedanken?«

»Das ist nicht nötig. Dass du ihr einen gut durchgebratenen Hamburger mitgebracht hast, reicht ihr schon.«

Jaap setzte seinen Hut auf und musste sich an seinem Stock hochziehen.

Die Retriever-Hündin schlief schon tief und fest. Jaap beobachtete, wie sich ihr Fell leicht hob und senkte, und aus einem Impuls heraus machte er eine kleine Verbeugung.

Ich lasse mich hiervon nicht abbringen, dachte Jaap, ich bleibe in meinem Wahn.

Die bedrohlichen Bouviers ließen sie ungehindert durch, und an der Wunschbrücke fragte Jaap: »Was ist das, die Aschkelon-Route?«

Ibrahim antwortete: »In Aschkelon befindet sich der alte Hundefriedhof. Tausende von Hunden liegen dort begraben, schon seit Jahrtausenden. Sie wachen über das, was darunterliegt. Unter einem der Gräber öffnet sich der Eingang zu der Welt, die wir besuchen werden. Sie ist für Menschen verboten. Früher habt ihr davon gewusst, doch dieses Wissen ist in Vergessenheit geraten. Ihr glaubt, ihr hättet euch weiterentwickelt, indem ihr den abergläubischen Ritualen der Vergangenheit abgeschworen habt. Ihr seid dumm. Aber wir sind immer noch da. Seid froh, dass es uns gibt! Wenn ihr euch manchmal fragt: Womit haben wir die Hunde verdient?, dann solltest du wissen: Ihr habt uns gar nicht verdient, ihr seid unmoralische, nackte Affen. Wir tun es aus Liebe. Wir helfen euch, den richtigen Weg zu finden. Aber gehen musst du ihn allein, Jaap. Du musst durch die Wasserhölle.«

7

Um sieben Uhr morgens stand Jaap in einer der Autovermietungen in der HaYarkon Street, einer Parallelstraße des Strandboulevards, und unterschrieb Dutzende von Formularen. Er musste garantieren, dass er das Westjordanland und den Gazastreifen meiden würde.

In einem Sportgeschäft am Stadtrand kaufte er Regenkleidung, Wanderschuhe mit dicken Sohlen, eine Taschenlampe und eine wasserdichte Handytasche. Dann fuhr er mit dem kleinen, hochbeinigen japanischen SUV in Richtung Mitzpe Ramon.

Er hatte genügend Zeit, es sich anders zu überlegen und umzukehren, aber er wollte wissen, wohin sein wirrer Verstand ihn führen würde. Vielleicht war das die Essenz des Wahnsinns: die unwiderstehliche Neugier auf die Tiefe und

Weite der Welten, die sich durch diesen Wahnsinn eröffneten.

Im Beresheet empfing man ihn wie immer höchst respektvoll. »Willkommen, Professor Hollander.« Er erhielt sein übliches Zimmer.

Es hatte bereits unterwegs angefangen zu regnen, und mittlerweile goss es wie aus Eimern. Er saß mit einem Korb Brot, Lachssalat und einer Flasche Weißwein in seinem Zimmer und verfolgte den Wetterbericht auf den englischsprachigen israelischen Nachrichtenseiten. Für den Süden des Landes war eine Warnung herausgegeben worden; es könne zu Überschwemmungen kommen, und der Bevölkerung wurde geraten, zu Hause zu bleiben. Aber er würde sich nicht daran halten.

Um zwei Uhr nachmittags ballten sich derart dunkle Wolken über dem Krater zusammen, dass sich die Beleuchtung auf den Terrassen des Hotels einschaltete. Es war stockfinster. Jaap hatte eines der Bücher aus dem Regal neben dem Sofa zur Hand genommen; in amerikanischen Koffern war eine richtige kleine Bibliothek mit hierhergereist.

Er las: »›Wenn ich den Verstand verloren habe, soll's mir recht sein‹, dachte Moses Herzog. Manche hielten ihn für komplett verrückt, und eine Zeit lang hatte er selbst daran gezweifelt, dass er sie alle beisammenhatte. Aber obwohl er sich noch immer seltsam verhielt, fühlte er sich nun zuversichtlich, heiter, hellsichtig und stark.«

Genau, dachte Jaap. Dieses Buch steht aus einem bestimmten Grund hier. Es war für ihn hinterlassen worden.

Die Worte trafen nicht nur auf diesen Moses Herzog zu, sondern auch auf ihn: Jaap war zuversichtlich, heiter, hellsichtig und stark.

Der Regen prasselte gegen das Fenster. Der Terrassenpool draußen lief über. Der Krater schien zu ertrinken. Alttestamentarisch, dachte er. So muss es gewesen sein.

8

Als der Himmel sich vollständig verdunkelt hatte, zog Jaap die Regenkleidung über, schnürte seine Wanderschuhe und startete den SUV. Außer ihm war niemand unterwegs. Er fuhr auf der kurvenreichen 40 nach Süden, die Fahrbahn stand an vielen Stellen unter Wasser. Obwohl er die Scheibenwischer auf die höchste Stufe gestellt hatte, überströmte der Regen die Scheibe schneller, als die Wischer damit fertigwerden konnten. Daher beugte er sich weit über das Lenkrad, um nicht von der Straße abzukommen. Er fuhr langsam und vorsichtig.

Seine Skepsis wuchs von Minute zu Minute, aber es war unmöglich, auf dieser Straße zu wenden. Entweder sie zog sich dicht an einem Abgrund oder an einem flachen Plateau entlang, man konnte es nicht erkennen, und nach vierzig Minuten, in denen der Regen das Auto gegeißelt hatte, als würde es mit Schotter überschüttet, erreichte er die Abzweigung zum Fort. Der unbefestigte Weg hatte sich in einen wogenden Morast verwandelt; kein normales Auto hätte die Durchquerung überlebt, aber der hochbeinige Japaner pflügte sich durch die überfluteten Spurrillen.

Jaap war skeptisch, zugleich aber auch neugierig. Er wusste, dass Hunde nicht sprechen konnten, ebenso wenig, wie es möglich war, dass ihre Stimmen auf welcher Wellenlänge auch immer in menschlichen Köpfen ertönten, aber er konnte nicht leugnen, dass er das Unmögliche erlebt hatte. Er konnte und wollte Ibrahims Stimme nicht wegdiskutieren. Er verließ sich darauf, dass Ibrahim die Worte der Chachama richtig interpretiert hatte. Er hatte keine andere Wahl.

Am Fort schaltete Jaap den Motor aus. Er schaute auf sein Handy. Es war sicher in seiner Hülle verpackt, die bis zu dreißig Metern Tiefe wasserdicht war, und auf der Karte auf dem Display zeigte ein Pfeil an, wo er sich befand. Er hatte nachgeschaut, wo Flutwellen am häufigsten auftraten.

Er legte den Heisenberg-Helm auf den Beifahrersitz, zog sich die Kapuze über den Kopf, schaltete die Taschenlampe ein und stieg aus. Der Regen prasselte auf die wasserdichte Kleidung.

Der Lärm im Krater klang wie das Geschrei von einer Million Krähen.

Die Kapuze wurde ihm vom Schädel geweht, und er spürte, wie warm der Regen war. In einer Hand hielt er das Handy mit der Karte des Kraters, in der anderen die Taschenlampe.

Er suchte sich seinen Weg zwischen den Felsen hindurch an Rissen im Steinboden entlang, trat in Pfützen, rutschte aus, behielt aber mit rudernden Armen das Gleichgewicht, trotz des fehlenden Spazierstocks, den er in einer Ecke seines Hotelzimmers vergessen hatte.

Krachender Donner hallte zwischen den Kraterwänden wider, und wenn Blitze zuckten, nahmen die Felsen für einen Moment die Gestalt furchterregender Kreaturen an.

Jaap suchte den Weg, bis die Taschenlampe einen wilden, etwa acht Meter breiten Fluss offenbarte, der unaufhaltsam auf ein unsichtbares Ziel zufloss. War er wahnsinnig genug, dort hineinzuspringen?

Er sah sich selbst von außen: Da stand Professor Jaap Hollander, ehemaliger Milliardär und Bringer des Weltfriedens, völlig durchnässt, das Wasser troff ihm vom kahlen, empfindlichen Schädel über das Gesicht und an Hals und Rücken hinunter. Welchen Wahn hatte er in sein Gehirn gelassen? Ein weiser Hund? Was glaubte er, in diesem Unwetter zu erreichen?

Er konnte sich nicht dagegen wehren: Er sah und hörte, wie Lea die Mesusa an den Türrahmen schraubte, und er murmelte, was er damals hätte sagen sollen: »Lass uns auch eine an der Haustür anbringen.« Sodass Lea hätte antworten können: »Ja, Papa? Dann tun wir das! Ich kaufe eine. Jetzt haben wir etwas Heiliges im Haus.«

Wollte er sühnen, indem er sein Leben in diesem Fluss riskierte? Wenn er mit dem Kopf gegen einen Felsbrocken prallte, und das würde mit hundertprozentiger Wahrscheinlichkeit geschehen, wäre er erledigt. War es das, wonach er suchte? Nein. Die heilige Hündin, die Chachama, hatte ihm Lea versprochen. Die Chance, dass sie wirklich eine heilige Hündin war, lag bei eins zu einer Milliarde, im Grunde sogar bei null. Aber jetzt war er hier. Also …

Jaap trat in den Fluss. Sofort wurden ihm die Beine weggezogen, und die Fluten rissen ihn mit sich.

Er prallte gegen Steine und Felsen, schützte seinen Kopf mit den Armen, die Regenkleidung verwandelte sich in Plastiktüten, die keinerlei Schutz boten, Schmerzen schossen ihm durch den ganzen Körper, seine Hände und Arme wurden von scharfen Vorsprüngen aufgeschlitzt, und unter enormer Anstrengung drehte er sich auf den Rücken, die Beine nach vorne, damit er die Schläge mit den schweren Schuhen abfangen konnte, aber die Kräfte des Flusses waren zu groß und seine eigenen zu klein. Er kämpfte darum, sein Gesicht über Wasser zu halten, aber er hatte keine Reserven mehr und wusste nicht, wie er verhindern sollte, dass das aufgewühlte, tosende Wasser ihm in Mund und Nase drang. Er schnappte nach Luft, aber atmete nur Wasser ein. Er versank, das Wasser saugte ihn quasi nach unten und trieb ihn gleichzeitig vorwärts. Er sank weiter, wollte nach oben, an die Luft, in die Welt voller sintflutartiger Regenfälle und Blitze, vor denen er sich noch einigermaßen schützen konnte, aber hier unten bekam er nicht einmal mehr Luft. Seine Lungen brannten, in seinen Ohren schien etwas zu reißen, er strampelte wild und verzweifelt mit Armen und Beinen, und er spürte, wie sein Herz explodierte, und für einen Moment wurde es schwarz um ihn, was Jaap als erlösend, befreiend, beruhigend empfand …

… bis er auf einen schräg abfallenden Felsen geschleudert wurde, als ob der Fluss ihn dort hätte abliefern wollen.

Seine Beine hingen noch im Wasser, und er kroch auf allen vieren, bis er sich ein paar Meter weiter der Länge nach auf den Felsen fallen ließ. Kann sein, dass er ohnmächtig wurde, er wusste es nicht, die Zeit verging, und als er die Kraft hatte, die Augen zu öffnen, sah er, dass er vor dem Eingang einer Höhle lag, und am Ende der Höhle, etwa dreißig Meter entfernt, flackerte Licht.

Hinter ihm rauschte das Wasser vorbei, und über ihm waren keine Wolken oder Sterne, nur Felsen: Er befand sich in einer unterirdischen Welt.

Jaap hatte den Fluss überlebt. Und jetzt?

Seine Hände bluteten, seine Knie und Knöchel waren geprellt, aber er richtete sich auf und zog die Regenkleidung aus. In seinen klatschnassen Kleidern, mit schwappenden Schuhen, ging er in die Höhle, dem Licht entgegen. Nach ein paar Schritten war seine Kleidung trocken. Bizarr.

Weiter hinten beschrieb die Höhle einen Bogen nach links, und dort lag Ibrahim. Der Hund stand auf, als Jaap sich näherte, begann mit dem Schwanz zu wedeln, rannte auf Jaap zu und sprang an ihm hoch.

Jaap streichelte ihm den Rücken und den Kopf, lächelte und gab sich dem Glück hin, das der Hund in ihm hervorrief.

»Avi! Avi! Schön, dich zu sehen!«

»Top, Mann!«, antwortete Ibrahim, »Absolut top! Komm mit!«

Der Hund rannte voraus und blieb dann stehen und schaute sich zu Jaap um.

Ibrahim war der Guide.

Jaap folgte ihm.

9

Es war unklar, woher das Licht kam. Nach jeder Kurve erwartete Jaap Taschenlampen oder LED-Leuchten, aber das Licht stammte aus einer diffusen Quelle, die nie sichtbar wurde. Ibrahim ging ihm voraus durch enge Tunnel, die aus dem rohen beigefarbenen Gestein gehauen worden waren, an dem Jaap sich Arme und Ellbogen aufschürfte, einen steinernen Weg hinunter, der über den wilden Fluss führte, bis sie schließlich eine kreisrunde, unterirdische Halle betraten, die nach Jaaps Schätzung mindestens zwanzig Meter im Durchmesser hatte und zehn Meter hoch war. Die Decke wölbte sich zu einer Kuppel.

Was wurde nun von ihm erwartet?

»Avi? Was machen wir hier?«

»Wir folgen dem Protokoll. Das sind die Regeln, Jaap. So wird es schon seit Tausenden von Jahren gemacht. Wir sind hier in der Halle der Schmerzen.«

»Der Schmerzen? Noch schlimmer als die im Fluss?«

»Es gibt acht Gänge, die du nacheinander in der richtigen Reihenfolge betreten musst.«

»Und welches ist die richtige Reihenfolge?«

»Die richtige Reihenfolge ist die richtige Reihenfolge. Das gilt für jedes Ritual. Beim ersten Gang helfe ich dir.«

In die Wände der Halle waren Elektromotoren eingebaut, anders konnte man es sich nicht erklären, denn an acht Stellen glitten Felsbrocken beiseite und gaben insgesamt zehn Tunnelöffnungen frei. An jedem Tunnel hing ein Schild mit einer Zahl, von null bis neun.

Ibrahim gab Jaap auf Hundeart einen Hinweis, indem er sich vor Tunnel Nummer drei stellte.

»Drei. Gut, den nehmen wir«, sagte Jaap.

»Ich nicht. Nur du«, erwiderte Ibrahim.

»Was passiert, wenn ich die Reihenfolge verwechsele?«

»Stell dich neben mich«, sagte Ibrahim.

Jaap tat es. Dort, wo er eben noch gestanden hatte, öffnete sich die Mitte des Bodens, wie die Lamellen einer klassischen Fotokamera, und das Rauschen des Flusses stieg auf. Jaap roch das Wasser. Er dachte: Das ist alles erstklassige Ingenieurskunst, so etwas hier über dem Fluss zu bauen. Und wie wurde das alles angetrieben? Hydraulisch, elektrisch?

Jaap fragte: »Warum ist die Reihenfolge so wichtig?«

»Wie in jeder Geschichte zählt auch hier der Aufbau, Jaap. Haschem hat nicht mit dem sechsten Tag begonnen, sondern mit dem ersten.«

Ibrahim benutzte den hebräischen Begriff Haschem, »der Name«, weil der Name Gottes zu heilig war, um ausgesprochen zu werden. Jaap fragte: »Und wenn ich mich irre?«

»Weißt du das immer noch nicht?«

Die Bodenlamellen bewegten sich aufeinander zu, wie ein Kameraauge, das sich schließt.

Jaap betrat Tunnel Nummer drei. Der bog nach rechts ab und mündete in einem Raum, in dem ein Mann stand, der ihm bekannt vorkam: Es war er selbst, mit vollem Haar, Mitte dreißig. Sein jüngeres Ich winkte ihm zu, und Jaap löste sich sozusagen in ihm auf und hatte seinen Al-Pacino-Look wieder. Eine Frau mit einem wunderschönen Körper kam herein, sie war nackt, und er war es plötzlich auch. Sie schlang ihre Arme um ihn und öffnete ihren Mund, und er wusste, dass er verloren war, wenn er nicht zurück in den Korridor ging, aber es war zu spät. Mit einem Rhoton-Messer schnitt sie ihm den Schwanz ab. Jaap schrie auf und bedeckte mit beiden Händen die Stelle, an der es nichts mehr zu bedecken gab außer Blut, Ströme von Blut, und er sackte vor Schmerz zusammen – und plötzlich befand er sich wieder in der Mitte der Halle, auf den Knien, ohne Blut, und er betastete seinen Schritt und spürte, dass er nichts Wesentliches verloren hatte.

Er stand auf.

»Avi, warum ist das nötig?«

»Protokoll!«, rief Avi. »Welchen Gang nimmst du als Nächstes?«

»Hilf mir«, sagte Jaap verzweifelt.

Ibrahim stellte sich vor Gang Nummer sechs.

Jaap ging hinein und gelangte nach einer scharfen Linkskurve in den Garten eines Hauses in Aerdenhout. Dort stand der Öl-LKW seines Vaters, um den herum sich eine riesige Öllache gebildet hatte, weil der Haupthahn des LKWs offen war, und als Jaap den Hahn zudrehen wollte, rutschte er aus und fiel in einen Pool voller Öl, und er sah seinen Vater darin treiben und wusste nicht, wie er ihn retten sollte, er griff nach dem Kragen des Overalls, den sein Vater immer trug, und zog ihn an den Rand der Lache, aber alles war glitschig wegen des Öls und …

Dann stand er erneut in der Mitte der Halle der Schmerzen. Und musste wieder einen Gang wählen.

»Kannst du mir helfen, Ibrahim?«

»Nein. Du musst die Entscheidung jetzt allein treffen.

Wenn du nicht die richtige Reihenfolge wählst, stimmt das System nicht mehr, wie bei einem alten Tresor mit Zahlenschloss. Auch bei dem musst du die Ziffern in der richtigen Reihenfolge einstellen.«

Ibrahim hatte ihm Tunnel Nummer drei und sechs gezeigt, diesmal war Jaap auf sich allein gestellt. Und auf einmal wurde es ihm klar: Es war der Sicherheitscode an der Haustür in der Rehov Engel! 36268221.

»Ist es der Code der Haustür in der Rehov Engel? Willst du, dass ich diese Reihenfolge einhalte?«

Avi rief: »Ich habe keine Ahnung!«

Tunnel Nummer zwei führte Jaap zu einem der Professoren, die ihn ausgebildet hatten. Der Mann verwandelte sich in einen Dämon mit dreizehn Armen, der Jaap töten wollte, aber Jaap tötete ihn.

Tunnel Nummer sechs führte ihn nicht zurück zum Ölbad, sondern in die Küche in Weesp. Nicole weinte, und er hörte sich schreien, aber er kam zu spät – sie hielt sich ein Messer ans Handgelenk, und das Blut spritzte heraus.

Tunnel Nummer acht führte ihn an einem OP vorbei, in dem ein Patient mit offenem Schädel lag, und er sah zu, wie er selbst das gesamte Gehirn herausschnitt und Stücke davon aß.

Tunnel Nummer zwei brachte ihn diesmal zu einer Rutsche, und er sauste durch eine Röhre, die ein Darmkanal war, und am Ende wurde er an der Ecke des Rothschild-Boulevards ausgeschissen, woraufhin jemand auf ihn trat, und er schrie, dass er seine Tochter sehen wolle, nichts als seine Tochter, und dass er alles ertragen würde.

Und dann stand er wieder mitten in der Halle der Schmerzen.

Vor Jaap lagen noch zwei weitere Gänge. Aber er konnte sie nicht ertragen, diese Tunnel mit ihren Halluzinationen. Gehörten sie zu einem bestimmten Krankheitsbild, diese Wahnvorstellungen, die jetzt in eine regelrechte Paranoia übergingen?

Bisher hatte er die Tunnel 3, 6, 2, 6, 8 und 2 ertragen. Und da fiel es ihm wie Schuppen von den Augen: Es waren die Geburtsdaten seiner Eltern! 3.6.26 für Sara, 8.2.21 für Simon. Er hatte ihre Gräber seit zehn Jahren nicht mehr besucht. In der Rehov Engel hatte er jeden Tag mehrmals die Geburtsdaten seiner Eltern in die Tastatur eingetippt.

Ibrahim schaute ihn skeptisch an. Jaap schämte sich.

»Komm«, sagte Ibrahim, »die letzten beiden schenken wir uns.«

Er führte Jaap zu dem Tunnel mit der Null, der sich mal links, mal rechtsherum schlängelte und vor einer Tür endete.

Jaap erkannte deutlich, was es war: eine hellgraue Aufzugtür, die gleiche wie in dem Haus an der Rehov Engel.

»Ein Aufzug? Willst du mich verarschen? Avi?«

Der Hund trat ein paar Schritte zurück.

»Geh schon rein«, sagte er.

Jaap betrat den Zweipersonenaufzug und wartete auf Ibrahim, aber der Hund blieb draußen.

»Avi?«

Ibrahim kam nicht: »Das ist deine Angelegenheit, Jaap. Ich kann nicht mit dir kommen.«

Die Tür schloss sich, und Jaap fiel zu Boden, als der Aufzug mit einem Ruck losfuhr und mit Lichtgeschwindigkeit in eine Etage schoss, die jenseits der Milchstraße lag.

Er spürte, wie der Aufzug langsamer wurde; dann hielt er an.

Jaap musste sich an den Wänden hochziehen, so schwach und erschöpft war er, aber er wollte unbedingt wissen, was er auf der anderen Seite der Tür erblicken würde.

Er erhob sich, holte tief Luft, stieß die Tür auf und betrat die Schlafzimmeretage seines Hauses in Weesp.

Er sah Lea, die an der Tür zu ihrem Zimmer stand.

Jaap blieb stehen, aus Angst, das Bild von ihr zu stören. Aber sie war gar kein starres Bild, sondern schaute sich etwas am Rand des Türrahmens an, über das sie mit einem Finger strich. Sie sah ihn und lächelte.

Plötzlich hielt er einen Schraubendreher in der Hand.

Und er ging auf sie zu.

»Ich will es selbst machen!«, sang sie.

Sie nahm den Schraubendreher, und er spürte ihre Hand.

Sie befestigte die Mesusa mit geschickten Drehungen ihrer Hand, elegant wie eine balinesische Tänzerin.

Jaap starrte sie unverwandt an, denn sie atmete.

Lea sagte: »Auf der Pergamentrolle steht *Schema Jisrael, Adonai Elohenu, Adonai Echad.* Weißt du, was das bedeutet, Papa? *Höre, Israel, der Herr, unser Gott, der Herr ist einzig.*«

Und dieses Mal sagte er nicht: »Wenn du sie nicht mehr haben willst, musst du die Löcher selbst zuspachteln.«

Nein, er sagte: »Lass uns auch eine an die Haustür hängen.«

»Ja, Papa? Dann machen wir das. Ich werde eine kaufen. Jetzt haben wir etwas Heiliges im Haus.«

Und hinter ihr, in ihrem Zimmer, erschien der junge Mann, mit dem zusammen sie verschwunden war, Joshua, und Lea sagte: »Papa, das ist der, den ich liebe. Darf ich ihn lieben?«

»Ja, Schatz«, sagte er.

»Freut mich, Sie kennenzulernen, Professor«, sagte der junge Mann.

Und Jaap hörte, wie sich andere näherten. Er warf einen Blick über die Schulter.

Joshuas reiche, arme Eltern traten aus einem der Gästezimmer und kamen strahlend auf ihn zu, Samuel und Joyce Pollock.

»Schön, dich wiederzusehen«, sagte Samuel. Voller Rührung legte er Jaap die Hände auf die Schultern und schüttelte ihn, so wie Männer das tun.

Und wen sah er die Treppe heraufkommen? Seine Eltern, Simon und Sara. Als sie ihn erblickten, fingen sie beide an zu weinen, stürzten auf ihn zu, nahmen ihn in die Arme, und er roch das Öl aus seines Vaters Overall und das Haarspray seiner Mutter, Elnett Satin, und sein Vater flüsterte: »Mama sagt, du bist Hirnchirurg geworden.«

Sie waren alle hier bei ihm daheim, in dem leeren Haus, das jetzt voller Leben war. Alles war gut.

Und dann wurde es …

FÜNFTER TEIL

1

Später würde Jaap es zunächst als »Nichts« beschreiben. Da war nichts, aber darunter konnte sich niemand etwas vorstellen. Daraufhin nannte er es »Schwarz«. Wo er sich aufgehalten hatte, war es schwarz gewesen, aber auch das war unvorstellbar. Wie lange diese Nichtexistenz gedauert hatte, konnte er natürlich nicht nachvollziehen; er hatte nicht existiert. Aber bevor das Nichts oder die Schwärze geherrscht hatten, vor der Phase des Nichtseins, war er nach Hause gekommen. Damit war es vorbei gewesen, als sie ihn aus der Narkose geholt hatten.

Es wurde an ihm gezogen, so schien es, und er versuchte, sich dagegen zu wehren, indem er sich an den Wänden festhielt, dann am Geländer zum Dachgeschoss, wo er alles loslassen musste, und er verschwand geradewegs durch das Dach des Hauses in Weesp, als ob er keinen Körper hätte.

Er verlor das Gefühl des grenzenlosen Glücks, mit Lea und seinen Eltern und den Pollocks zusammen zu sein. Als er endlich den Ort gefunden hatte, den er nicht mehr verlassen wollte, beschlossen sie, ihn zurückzuholen. Jonathan Leibowitsch hatte das angeordnet, und vielleicht auch Barbara.

Jaap war sich des Hightech-Raums bewusst, in dem er sich jetzt befand, er hörte die Apparate, und durch seine geschlossenen Augenlider schimmerten Lampen; er hoffte, dass er in das Haus zurückkehren könnte, wenn er die Augen geschlossen ließ.

Doch das geschah nicht.

Er fiel nicht zurück in das Nichts oder die Schwärze oder was auch immer es war, nein, er sank in einen normalen Schlaf, der ihm durch das, was sie ihm ins Blut spritzten, sozusagen aufgezwungen wurde. Nach ein paar Stunden wachte er wieder in dem Zimmer auf, in dem er von millionenschweren Geräten und von Leuten überwacht wurde, die zehn, fünfzehn Jahre lang studiert hatten, um sein Leben zu retten.

Manchmal spürte er eine Hand, eine Nadel oder einen Sensor, ein Kabel wurde anders angeordnet.

Die Schlafphasen wurden kürzer, die Momente der Klarheit länger, und wenn er die Augen für einige Zeit offen hielt, erschienen sechs Personen um sein Bett, so zählte er, und Jonathan sprach mit ihm, aber Jaap konnte sich nicht auf Jonathans sich bewegenden Mund und seine sanften Augen konzentrieren. Jaap verließ das Zimmer und versuchte, den Weg nach Hause zu finden, doch ohne Erfolg.

Was musste er tun, um wieder nach Hause zu kommen?

Viel später lag er ohne einzuschlafen in diesem Zimmer, in diesem Bett. Er befand sich auf einer Intensivstation. War das Meningeom bösartiger gewesen als erwartet? Wie lange lag er schon hier? Und was bedeutete die Schwärze? Hatten sie ihn für ein, zwei Minuten verloren?

Es war etwas Unerwartetes passiert. Sonst hätten sie ihn nicht ein oder zwei Wochen lang hierbehalten. Er atmete selbstständig und war weder blind noch taub, aber vielleicht hatte er motorische Schäden erlitten, war inkontinent, konnte keinen Stift oder Becher halten, geschweige denn eine Rhoton-Pinzette.

In seinem Haus hatten ihn keinerlei körperliche Beschwerden eingeschränkt. Was dieser Hightech-Raum bot, war beeindruckende Technik und Technologie, aber in seinem Haus hatte er Geborgenheit gespürt. Und es hatte keine Rolle gespielt, dass die Empfindungen in diesem Raum stärker körperlich geprägt waren. Die im Haus waren von einer Art gewesen, die er in diesem Zimmer unmöglich erleben konnte; er konnte sie nicht einmal beschreiben. Hier starb alles, und dort in dem Haus, wo er gewesen war, hatte es keine Grenzen gegeben. Es waren Illusionen und Traumbilder gewesen, das war ihm klar, und doch gehörten sie einer höheren Ordnung an als die Realität, die ihm in diesem Raum begegnete.

Er vermisste die Halluzinationen. O mein Gott, er wäre viel lieber dortgeblieben, als hier zu sein!

Ein Leben lang hatte sich Jaap nicht an seine Träume erinnern können, doch jetzt wusste er noch bis in alle Einzelheiten, wo er seit dem Moment gewesen war, als er, wie er angenommen hatte, aus der Operation erwacht war. Er hatte es erlebt: Er war ins Norman zurückgekehrt, hatte eine Wohnung in einer Straße namens Rehov Engel gemietet, und er hatte die Stimme des Hundes gehört, die Stimme, durch die die ganze Reise eine bizarre Wendung genommen hatte. Tatsächlich hatte er hier gelegen, auf einer Intensivstation, doch zugleich war er anderswo gewesen, in einem Universum, in dem er etwas gelernt hatte, wie er glaubte. Konnte man aus Halluzinationen lernen?

Er lag auf der Intensivstation, also war irgendetwas mit seinem Körper geschehen, wodurch sein Gehirn in eine Art Overdrive geraten war. Nüchtern betrachtet hatte er möglicherweise während der Sedierung Gespräche zwischen dem Personal mitgehört, Geschichten über streunende Hunde, Unwetter, Menschen, die in der Wüste ertrunken waren. Und diese Geschichten hatten sich in seine Reise eingeschlichen. Jetzt musste er nach den Fakten suchen, wie ein religiöser Archäologe, der nach Beweisen für die Existenz seiner Propheten und den Überresten von Palästen und Tempeln forscht, denn der Glaube allein bot dem Gläubigen wenig Halt, er suchte nach Steinen, auf denen er seinen Glauben aufbauen konnte.

Seht, hier befanden sich die Ställe Salomons, dort ist Jesus übers Wasser gelaufen, auf diesem Felsen ist Mohammed in den Himmel aufgefahren, in diesem kleinen Garten hat Jaap mit einem Hund gesprochen.

Sobald er das Krankenhaus verlassen hatte, würde er der Sache auf den Grund gehen. Obwohl er zurück in der Realität der Meningeome und Malformationen war, war er mittlerweile davon überzeugt, dass es noch andere Realitäten gab – bis vor Kurzem hätte er das für Einbildungen eines Schwachkopfs gehalten.

Er hörte eine Stimme. Es war nicht Ibrahim, sondern Jonathan.

»Eine solche Blutung ist sehr selten. Sie tritt nur bei etwa null Komma fünf bis knapp über zwei Prozent der Patienten auf. Ein Meningeom, das während der Operation anfängt zu bluten, ist sogar noch seltener. Bisherige Untersuchungen konnten die pathophysiologischen Mechanismen einer Meningeom-Blutung noch nicht zufriedenstellend klären. Die Sterblichkeitsrate ist hoch; sie liegt zwischen einem Viertel und der Hälfte aller Patienten. Es gibt einen Artikel darüber im *Asian Journal of Neurosurgery*, den habe ich für dich ausgedruckt. Du kannst ihn selbst lesen, wenn du ihn nicht sowieso schon kennst: *Incidental Bleeding Meningioma*. Kannst du meine Hand drücken, wenn du mich verstehst, Jaap?«

Jaap drückte sie.

»Dein Schädel war bereits geöffnet, sodass wir das austretende Blut schnell ableiten konnten. Wir haben Drainagen gelegt und auf der linken Seite deines Schädels eine Trepanation durchgeführt, weil der Druck anhielt. Wir gehen davon aus, dass du keine bleibenden Schäden davongetragen hast, aber das werden wir erst in ein paar Tagen wissen. Drück mal kurz, Jaap, wenn du mich verstehst.«

Jaap drückte.

»Wir haben die gesamte Operation auf Festplatte. Sobald du dich noch ein bisschen mehr erholt hast, stehen dir die Aufnahmen zur Verfügung, okay?«

Jaap drückte.

2

Drei Tage später saß er aufrecht im Bett. Die mechanische Rückenlehne hatte ihm dabei geholfen; selbstständig konnte er sich noch nicht aufrichten.

Es war neunzehn Tage her, seitdem man ihn in den OP geschoben und er das Team gesehen hatte, das um den Tisch herumgestanden hatte. Er erinnerte sich an die Szene: die Augen über den Masken und unter den OP-Hauben. Die Operation war gründlich schiefgegangen. Sie mussten die Blutung stoppen, das Meningeom musste entfernt und das Wundbett, das das Meningeom hinterlassen hatte, versorgt werden. Ein paar Stunden später hatten sie seinen Schädel erneut öffnen müssen, um den Druck zu mindern.

Nachdem er die postoperative Phase bis hierher überstanden hatte, blieben ihm laut Statistik noch fünf Jahre oder länger. Aber er wusste nicht, in welchem Zustand. Es bestand ein hohes Risiko für Epilepsie.

Während seiner Reise hatten sie ihn gedreht und massiert, sie hatten seinen Urin und seine Fäkalien abgeleitet, sie hatten ihm über Schläuche Flüssigkeit, Nahrung und Medikamente zugeführt, und währenddessen hatte er trotz seiner schweren Hirnblutung ein anderes Leben als das eines sterbenskranken Mannes auf einer Intensivstation geführt.

Das blutende Gehirn hatte ihn nicht daran gehindert, Tage und Wochen zu erleben, von der Entlassung aus dem Krankenhaus über Spaziergänge auf dem Rothschild-Boulevard bis hin zum Verzehr eines Butterbrots in einer Einzimmerwohnung an jener kleinen Straße namens Rehov Engel. Er hatte hier umgeben von Geräten und Sensoren und geschickten Händen gelegen, aber gleichzeitig war er auch in einer Straße gewesen, die Rehov Engel hieß.

Gab es diese Straße wirklich? Und die Wohnung? Er nahm sich vor, sobald er hier rausdurfte, die Beweise seiner Reise durch Tel Aviv und den Wüstenfluss zu sehen. Er besaß eine Menge Geld, dachte er bei sich; er sollte es in die Erforschung von »Außerkörperlichen Erfahrungen« investieren – ein Ausdruck, so fade wie ein ausgeblichenes Hemd.

Blödsinn, dachte er dann. Er hatte sein blutiges Gehirn nicht verlassen und sich durch Zeit und Raum bewegt. Wahnvorstellungen und Halluzinationen. »Außerkörperliche Erfahrungen«, so ein Quatsch! Elektrochemie war das ganze Geheimnis seiner Erfahrungen. Damit musste er sich abfinden.

Er fragte sich, ob in seinem Alter die Grenze zwischen Illusion und Realität immer mehr verschwamm und ob eine Illusion mehr Wahrheit enthalten konnte als die Realität.

Das Sprechen fiel ihm schwer, und er konnte auch noch keinen Stift in der Hand halten, aber er schaffte es, den Namen Rina Gutmacher auszusprechen.

Eine unbestimmte Zeit später erschien Rina an seinem Bett. Sie erzählte, dass sich der Ministerpräsident und der Herrscher täglich nach seinem Zustand erkundigten. Sie waren sehr froh, dass er sich allmählich erhole, und hofften, ihn begrüßen zu können, wenn er wieder reisen dürfe.

Jaap fragte: »Ist Frie-den?«

Rina lächelte und sagte: »Noch nicht.«

»Noora?«, fragte er.

»Ihr geht es ausgezeichnet.«

In der Welt, in der er gewesen war, hatte Noora ihm erzählt, dass sie von Lea geträumt habe, eine Halluzination innerhalb einer Halluzination.

Jaap erklärte Rina mühsam – es dauerte eine Minute –, dass er wissen wollte, ob es in Tel Aviv eine Straße namens Rehov Engel gebe. Sie sah auf ihrem Handy nach.

»Ja. Es ist eine kleine Straße zwischen Rothschild-Boulevard und Jehuda HaLevi Street.«

Jaap dachte: Natürlich habe ich das Straßenschild bei meinen Spaziergängen über den Rothschild-Boulevard gelesen. Und durch nicht nachvollziehbare elektrochemische Prozesse war die Straße in seine Wahnvorstellungen geraten.

Jaap wollte auch wissen, ob es im Negev zu starken Regenfällen und Flutwellen gekommen sei. Rina konnte sich nicht erinnern, zumindest nicht in den letzten Monaten. Es gebe sie, sagte sie und googelte nach Informationen, und Menschen seien dabei umgekommen, in diesen Wüstenflüssen.

Aber nicht in letzter Zeit.

Einen Tag später betrachtete Jaap sein ausgemergeltes Gesicht im Spiegel. Sein Mund hing nicht schief, es gab keine Anzeichen für neurologische Ausfälle. Man hatte ihn rasiert und ihm die Nägel geschnitten.

Sechs Tage später wurde er für stark genug befunden, um

einen Ausflug zu machen. Er wurde in einem Rollstuhl in die Reha-Abteilung gefahren. Er konnte nicht stehen, geschweige denn gehen. Die Kraft in seinen Armen war weitgehend erhalten geblieben, daher stemmte er sich verbissen auf die Stützgeländer eines Laufbandes, aber seine Beine konnten sein Gewicht nicht tragen, und die Füße rutschten unter ihm weg. Es folgte eine weitere MRT-Aufnahme. Sein Gehirn hatte die Anstrengungen überstanden.

Nach fünf Tagen gelang es ihm, seine Beinmuskeln wieder anzusteuern, und er setzte einen Fuß vor den anderen, nicht weit und nicht lange, aber immerhin. Von nun an brauchte er einen Gehstock, wie in jener anderen Welt, aus der er vertrieben worden war. Jeden zweiten Tag brachte man ihn zur Reha.

Seine Hände trainierte er mit einer Handfeder. Er wollte in der Lage sein, den Laptop zu benutzen, weil es mit dem Sprechen weiterhin haperte. Er hörte die Worte im Kopf, aber die ganz normale Umsetzung in Kehlkopf und Mundmuskulatur war beeinträchtigt. Eine Logopädin übte mit ihm; er musste Laute bilden, As und Os und knurrende Chs, den Mund bewegen und englische Wörter aussprechen, da sie keine niederländischen kannte.

Bald hatte er die Kontrolle über seine Finger zurückgewonnen, aber er würde nie wieder den Rhoton-Kasten öffnen, er würde nie wieder eine Prinzessin retten.

3

Sieben Wochen nach dem Sturz auf der Treppe der Cantina durfte er wieder ins Norman zurückkehren. Er trug einen Trainingsanzug, seine Füße steckten in Einwegpantoffeln. Ein Pfleger leistete ihm im Van Gesellschaft. Er kannte diese Gegend nicht gut; sie fuhren am Kunstmuseum von Tel Aviv vorbei, dann am Habima-Theater und an dem Platz, an dem sein Heisenberg-Hut den Schlag mit dem Flaggenstock abgefangen hatte – er hatte diesen Schlag nicht wirklich erhalten und fragte sich, ob das der Moment der Blutung während der Operation war.

Sie fuhren den Rothschild-Boulevard entlang, und dort sah er, Gott sei Dank, Hunde und verliebte Paare und fromme Männer und magisch-bizarre Bäume. In der Suite standen riesige Blumensträuße, mit Grüßen des Staates Israel und mit den besten Wünschen von »Nooras Vater«.

Die ganze Suite duftete nach Blumen und Süßigkeiten und – er suchte nach dem richtigen Wort – Fruchtbarkeit.

Man hatte das zweite Schlafzimmer ausgeräumt und ein Laufband und einige andere Trainingsgeräte dort aufgestellt: Man zwang ihn, jeden Tag seine Muskeln zu benutzen, jeden Morgen um neun Uhr würde ihm ein Therapeut dabei helfen. Und er wollte trainieren, er wollte eines Tages wieder an der Seite einer Frau spazieren können.

Er grinste, als er im Schrank die Bontonis fand, geputzt und gewienert, und auf einem Regal darüber den Heisenberg-Hut, den er sofort, wie in der anderen Welt, mit Kevlar verstärken ließ.

4

Dr. Kordevani, den Rina darüber informiert hatte, dass Jaap für einige Zeit aus dem Verkehr gezogen war, hätte Jaaps Auftrag ad acta legen können, weil unklar war, wann Professor Hollander wieder fit sein würde, aber er hatte es nicht getan, was außerordentlich nett war: Kordevani hatte alle Vorarbeiten geleistet. In sechs Monaten würden sie mit einem Team von zwanzig hoch qualifizierten Fachleuten aus Technik und Wissenschaft die Arbeit aufnehmen, für die Kordevani ein Startbudget von über einer Million Dollar benötigte. Die Rechnung war mit der Post gekommen. Am Schreibtisch in der Suite sitzend, wies Jaap den Betrag an. Er konnte solche Summen einfach überweisen.

Geertje beschäftigte ihn auf eine andere Art und Weise intensiv. Warum hatte sie in dieser anderen Welt das Konto bei der First Abu Dhabi Bank geplündert?

Nein, er musste es anders formulieren: Warum hatte sein Gehirn ihn dazu gebracht, Geertje zur Betrügerin zu machen? Von dem Konto war kein einziger Cent abgehoben worden; fälschlicherweise hatte sie sich in der anderen Welt in eine geflüchtete Meisterdiebin verwandelt.

Über WhatsApp schrieb er auf seinem Laptop: »Ich bin auf dem Weg der Besserung. Wenn alles gut gegangen ist, hat Rina Gutmacher dich auf dem Laufenden gehalten.«

Geertje mailte zurück: »Sie hat mir nur das Nötigste mitgeteilt. Du seist in Behandlung, und es gehe dir gut, hieß es jedes Mal. Du bist also nicht tot?«

»Lebendig und munter.«

»Hattest du einen Schlaganfall? Willst du deshalb nicht telefonieren? Ist etwas mit deiner Sprache?«, schrieb sie ohne Mitgefühl.

»Ja, ich hatte Probleme, aber es wird allmählich besser.«

»Was ist mit dem Geld? Diesem Konto in Dubai?«

»Das hat alles seine Richtigkeit.«

»Das kann nicht sein, Jaap. Wenn es das ist, was ich glaube, steht eine hohe Haftstrafe darauf.«

»Was glaubst du denn?«

»Geldwäsche.«

»Nein. Es ist alles legal.«

»Das kann nicht legal sein.«

»Geertje, das ist es aber, und ich werde alles ausgeben.«

»Ich gebe die Vollmacht zurück. Ich will nichts mit dieser Stiftung zu tun haben!«

»Aber ich brauche dich, Geertje!«

»Ich mache das nicht. An der Sache ist doch was faul. Eine Milliarde! Hältst du mich für verrückt? Ah, jetzt verstehe ich, so muss es gewesen sein: Man hat versucht, dich zu ermorden! Deshalb warst du im Krankenhaus. Weil du von Kugeln durchsiebt warst!«

Dann schloss sie die App.

Jaap überlegte, ob er sie anrufen sollte. Aber seine Stimme war unsicher, schleppend, klang monoton, man konnte hören, wie er sich abmühte, zu oft suchte er nach dem richtigen Wort, und wenn er es fand, konnte er es nicht ordentlich artikulieren. Dadurch fühlte er sich schwach und schämte sich.

5

Dann rief Barbara an. Er hatte trainiert, und die Tür der Suite war gerade hinter dem Trainer ins Schloss gefallen.

»Hey«, sagte sie.

»Hey«, antwortete er, bewegt und furchtbar unsicher. Mit einem Handtuch wischte er sich den Schweiß aus dem Gesicht; auch wenn sie ihn nicht sah, wollte er sich nicht anmerken lassen, dass ihn schon die geringste Anstrengung erschöpfte.

»Glaub nicht, dass ich nicht an dich denke«, sagte Barbara. »Ich war oft bei dir, in den ersten zwei Wochen jeden Tag.«

»Man hat es mir erzählt«, sagte Jaap. Er musste jedes Wort in einzelne Stücke schneiden.

»In ein, zwei Monaten wird dir das Sprechen leichterfallen. Jaap, du hattest schon Hunderte von Patienten mit den gleichen Symptomen.«

»Stimmt«, sagte er.

»Wann sollen wir in die Cantina gehen?«

»Viel-leicht in ei-nem Mo-nat?«

»Bleibst du im Norman?«

»Kann ich dir auf WhatsApp schreiben?«

»Natürlich.«

Er schrieb: »Ich habe eine Immobilienmaklerin eingeschaltet. Ich suche eine Wohnung in der Rehov Engel. Ich gehe mir nachher eine ansehen.«

Barbara blieb online und las seine Nachricht: »Wo liegt die Rehov Engel?«

Jaap tippte: »Es ist eine kleine Straße zwischen Rothschild-Boulevard und Sheinkin Street.«

»Mitten im Herzen der Stadt«, antwortete sie.

»Ich bleibe also noch für eine Weile«, schrieb er. »Ich würde dich gerne sehen. Aber nicht in meinem derzeitigen Zustand. Wie sollten wir uns unterhalten, wenn mir das Reden so schwerfällt?«

»Verstehe. Lass dir Zeit.«

Er fügte hinzu: »Ich habe eine Idee: Wir essen zu Mittag, und am Tisch unterhalten wir uns per App.«

Er hörte sie lachen: »Spannend. Das zwingt einen dazu, sehr genau nachzudenken, weil alles schwarz auf weiß dasteht und als Beweis gelten könnte.«

»Und gegen dich verwendet werden könnte.«

»Ich bin unschuldig, Jaap!«

»Ich nicht«, schrieb er. Und er merkte, dass sie nicht wusste, was sie antworten sollte.

Er schrieb: »Ich fahre für ein paar Tage nach Mitzpe Ramon. Gehen wir danach in die Cantina?«

»Klingt nach einem guten Plan.«

»Bist du in der Stadt? Hast du Lust, dir die Wohnung mit mir anzusehen?«

»Ich bin im Hadassah. Aber ich mag es, mir Häuser und Wohnungen anzuschauen. Nächstes Mal begleite ich dich.«

Jaap fiel das Gehen noch schwer, aber der Stock half ihm. Er trug eine der schicken Hosen, die ihm Nicole vor langer Zeit gekauft hatte, ein gutes weißes Hemd, den Heisenberg-Hut und Nikes.

Er schlurfte an die Ecke Rothschild, wie er es oft bei alten Männern gesehen hatte, wacklig und überall nach Gefahren Ausschau haltend. Die Straßenecke war sauber, keine Spur von Kot, und er ging hinüber zum Fußweg in der Mitte des Boulevards und spazierte mit kleinen, präzisen Schritten in Richtung Norden. Er spürte, wie sein Gang unter den dichten Ästen der Flamboyantbäume sicherer wurde, deren Stämme von Lianen eingeschnürt zu sein schienen, ein Wunder der Natur, wie er urteilte, auch wenn er nichts über Naturwunder wusste.

Überall begegneten ihm Leute mit Hunden, sowohl Mädchen im Bikini als auch religiöse junge Frauen mit wadenlangen Röcken, und auf dem Radweg sausten in halsbrecherischer Geschwindigkeit E-Scooter vorbei. Er assoziierte die aufrecht auf ihren elektrischen Minirollern stehenden Raser seltsamerweise mit etwas Archaischem, mit Bildern auf ägyptischen Tempelwänden, vor allem, wenn ein strenggläubiger Mann mit Pelzmütze und flatternden Pejes vorbeischoss.

»Zarte Wehrlosigkeit« kam ihm in den Sinn, zwei Wörter aus der Erinnerung an eine andere Welt.

Er passierte die vier kleinen Boccia-Plätze und bog in die Rehov Engel ab. Er erkannte sie wieder, er hatte diese Straße schon einmal gesehen, Irrtum ausgeschlossen. In der Halluzination war er sie entlanggelaufen und hatte im kleinen Garten von Haus Nummer acht gesessen.

Die Maklerin war eine kleine, korpulente Frau, die rauchte, während sie auf ihn wartete.

Er rechnete fest damit, dass die Wohnung, die er besichtigen würde, diejenige war, die er schon kannte, in der er schon gewohnt und wo er den Hund gefüttert hatte.

»Riv-ka?«, fragte Jaap.

»Professor Hollander?«

Er nickte.

Mit einem Blick auf den Stock sagte sie: »Es gibt einen Aufzug.« Und dann, als Beweis, wie hart sie für ihr Geld arbeitete: »Ich habe in jeden Briefkasten in der Straße ein Flugblatt geworfen, aber nur eine Reaktion bekommen. Allerdings will der Mieter das Doppelte als Umzugsprämie. Nicht fünfundzwanzig-, sondern fünfzigtausend Dollar.«

»Aha«, sagte Jaap. Der Betrag interessierte ihn nicht. »Jetzt-be-sich-ti-gen.« Die Maklerin sagte: »Diese Straße ist sehr beliebt. Wenn diese Wohnung auf den Markt käme, wäre sie innerhalb einer Stunde weg.«

Das Haus, vor dem sie standen, weckte keinerlei Erinnerungen in ihm. Das war nicht das Gebäude, in dem er gewohnt hatte. Die Eingangstür hatte keinen Sicherheitscode, der Aufzug war mit Holzfolie beklebt und nicht aus rostfreiem Stahl. Und die Wohnung war anders geschnitten, hatte zwei Schlafzimmer, Fliesenboden, eine andere Küche und abgenutzte Möbel.

Aber sie lag an der Rehov Engel. Er musste in der Nähe dieser Mülltonnen wohnen.

»Mel-de-mich«, sagte er.

Draußen in der Hitze startete die Frau ihren Elektroroller und verschwand um die Ecke.

Jaap ging an den Bauhausgebäuden entlang und betrachtete sie eingehend. Er betrat dreist die ausgedörrten Gärten und klopfte mit seinem Stock gegen alle Mülltonnen, womit er die Katzen in die Flucht schlug. Er war schon einmal hier gewesen, aber es war ein klein wenig anders.

Dann ging er weiter zum Tachtit, dem Café an der Lincoln Street, in dem er schon so oft gegessen hatte. Aber die Angestellten erkannten ihn nicht und er sie genauso wenig. Doch alles andere hier war ihm vertraut. Er war vorbereitet, er kannte die Stühle und Tische, und falls das möglich war, fühlte sich die Sitzpolsterung exakt so an, wie er sie in Erinnerung hatte. Verrückt.

Er bestellte Tee und einen Salat und schickte der Maklerin eine Textnachricht: »Ich nehme die Wohnung.«

Er ging früh zu Bett. Diese Tage erschöpften ihn.

6

Am nächsten Morgen wurde er früh am Norman abgeholt, und gegen ein Uhr bezog er sein Zimmer im Beresheet, nachdem man ihn an der Rezeption mit den Worten: »Cooler Hut, Professor!«, begrüßt hatte.

Er hatte im Taxi geschlafen, war aber nicht ausgeruht.

Mit einer Flasche Wasser in der Hand ließ er sich in den Stuhl auf der Terrasse sinken. Die Sonne stand hoch über dem Monsterkrater. Wo in diesem Krater fraßen sich die Tiere gegenseitig auf? Wo befand sich der Eingang der Höhle, die zum Haus führte?

Anderthalb Stunden später aß er mit Dr. Kordevani zu Mittag, und sie besprachen, welche Apparate und Maschinen herbeigeschafft werden mussten. Kordevani schwebte ein Schuppen am Stadtrand vor, mit einem geräumigen Büro, in dem sie den Hauptsitz der Operation einrichten konnten. Jaap war mit allem einverstanden. Sie gingen die Namen der Mitglieder in dem Team durch, das Kordevani zusammengestellt hatte, und er konnte für alle Mitwirkenden einen beeindruckenden Lebenslauf vorweisen. Außerdem hatte er ein ganzes Stockwerk in einem Hotel in der Stadt reserviert. Nicht das Beresheet, aber ganz okay, sagte er. Schön, sagte Jaap.

»Verbessert sich Ihre Sprache noch, oder bleibt sie so?«, fragte Kordevani.

»Bleibt so«, sagte Jaap.

»Waren Sie lange im Krankenhaus?«

»Zu lange«, antwortete Jaap.

Das Mittagessen war anstrengend. Er musste sich in seinem Zimmer hinlegen und erkannte das Buch, das er in dieser anderen Welt angefangen hatte zu lesen. Er hatte es bei jedem seiner Aufenthalte in diesem Zimmer im Regal stehen sehen, es aber nie aufgeschlagen. Bis auf dieses eine Mal in der Halluzination.

Er las: »›Wenn ich den Verstand verloren habe, soll's mir auch recht sein‹, dachte Moses Herzog. Manche hielten ihn für komplett verrückt, und eine Zeit lang hatte er selbst daran gezweifelt, dass er sie alle beisammenhatte. Aber obwohl er sich noch immer seltsam verhielt, fühlte er sich nun zuversichtlich, heiter, hellsichtig und stark.«

Bizarr, dass er sich an die ersten Sätze erinnerte. Vielleicht hatte er den Roman doch schon einmal gelesen, etwa während seines Praktikums in Boston. Er brachte ihn auf eine Idee. Jaap wusste, was er zu tun hatte. Er musste beschreiben, wo er gewesen war, als er nicht existierte, was er gesehen und ertragen hatte und wie er zu dem Haus gekommen war.

Er durfte diesen Impuls nicht verstreichen lassen, klappte seinen Laptop auf und schrieb: »*Abends gegen halb zehn betrat Jaap das Bauhausgebäude, in dem er seit fünf Wochen wohnte. Es lag in der Rehov Engel, einer kurzen Straße zwischen Rothschild-Boulevard und Jehuda HaLevi, ohne Durchgangsverkehr und nur knapp hundert Meter lang.*«

Er wusste nicht, ob es das Richtige war, seine Erfahrungen auf diese Weise festzuhalten, so etwas hatte er noch nie getan, aber es war zumindest ein Anfang.

Er schlief eine Stunde lang, duschte und setzte sich wieder draußen auf die Terrasse. Er hatte das Gebet, das er sprechen wollte, auf dem Laptop recherchiert und es dann auf sein Handy geladen. Es wurde Zeit. Er würde es jetzt können, so glaubte er zumindest. Aber es war ein schwerer Schritt, und er verwünschte diese Phase in seinem Leben.

7

Um Mitternacht fuhr Carlos mit seinem Toyota Hilux vor.

»Hallo, Professor, alles okay?«

»O-kay, Car-los.«

Wie immer nahmen sie die 40 und bogen irgendwann in

den dunklen, unbefestigten Weg ein, der zum Fort im Osten des Kraters führte.

Die Federung dämpfte die Stöße, die Jaap jetzt noch heftiger spürte als früher.

»Ihr Hut gefällt mir, Professor«, sagte Carlos.

»Danke.«

»Sie sehen aus wie Heisenberg.«

»Perfekt.«

Jaap hatte Schwierigkeiten, aus dem Auto auszusteigen.

Carlos sah es und fragte: »Möchten Sie, dass ich Sie begleite?«

»Nein, dan-ke.«

Es waren nur hundert Meter; er hatte diese Strecke schon oft zurückgelegt, und wer weiß, wie oft er es noch tun würde. Es war jedes Mal schlimm gewesen, und diesmal war es noch schlimmer. Der Stock half ihm, sich aufrecht zu halten, aber jeder noch so kleine Schritt brachte Jaap dem Moment näher, den er seit zehn Jahren vermieden hatte. Hierher hatte ihn seine Reise geführt, zu dem Unvermeidlichen am Stein, hier in dem knochentrockenen Krater, der, so ging es ihm durch den Kopf, eine riesige Halle der Schmerzen war.

Der Lichtkegel von Jaaps Taschenlampe strich über den Gedenkstein.

LEA HOLLANDER.

JOSHUA POLLOCK.

Er ließ sich auf den Stein sinken und suchte auf seinem Handy den Text des Kaddischs, des Gebets für die Verstorbenen, denn Lea, seine verschwundene Tochter, war unter ihnen.

Er las den hebräischen Text, er hatte geübt, aber es war schwierig. Er flüsterte, und auch das war schwierig:

Jitgadal vejit kadasch,
sch'mei rabah,
b'allma di v'ra chir'usei
b'jamlich malchusei

Es ging um Gott, das wusste er. Gott wurde in diesen alten Versen gepriesen, er wurde für alles gepriesen, auch für den Tod, sogar für den Tod musste er gepriesen werden, denn selbst der Tod war Teil dessen, was er geschaffen hatte: »Erhoben und geheiligt werde Sein großer Name auf der Welt, die nach Seinem Willen von Ihm erschaffen wurde.«

Jaap legte Kiesel auf den Gedenkstein; er konnte gar nicht mehr damit aufhören. Ab und zu schaute er sich um in der Erwartung, dass der Hund auftauchen würde, aber er ließ sich nicht blicken. Nachdem er den Stein mit Kieselsteinen bedeckt hatte und seine Tränen versiegt waren, wankte Jaap zurück zum Pick-up.

Am nächsten Morgen ließ er sich zurück nach Tel Aviv fahren.

8

Drei Tage und drei Nächte lang verließ er die Suite nicht. Den Trainer schickte er weg. Er schlief fast ununterbrochen, ertrug kaum das Tageslicht und weinte länger, als er jemals zuvor geweint hatte.

Am vierten Tag rief die Immobilienmaklerin an. Sie wollte mit ihm in ein Möbelgeschäft gehen, in dem es alles gab, was Jaap brauchte.

Die schmuddelige, chaotische Straße, zu der sie mit ihm fuhr, bestand fast ausschließlich aus Möbelgeschäften. Ein Tisch mit stabilen Stühlen, ein Sofa, ein breites Bett mit einer guten Matratze. Aber er war zu erschöpft, um danach noch Wäsche, Küchenutensilien und Geschirr auszusuchen, daher fragte er die Maklerin, ob sie das gegen eine Gebühr für ihn erledigen würde. Sie hatte inzwischen begriffen, dass er wohlhabend war, und verlangte zweitausend Dollar für ihre Mühe. Er nickte und kehrte zurück ins Hotel.

Vier Tage später schrieb ihm die Immobilienmaklerin, die Wohnung sei eingerichtet, und das Besteck liege in den Schubladen, die Wäsche in den Schränken. Er würde also umziehen. Er hatte nur einen Koffer. Die Sportgeräte wurden von einer Spedition gebracht.

9

Jaap erledigte seine Einkäufe bei Victory um die Ecke, wie er es auch in seinem anderen Leben getan hatte, und aß abends im Tachtit, wo man ihm nach zwei Wochen ungefragt die englische Speisekarte brachte. Das Altmännercafé an der Sheinkin Street hatte er auch in seinem anderen Leben regelmäßig besucht, und morgens trank er dort Kaffee. Er hatte das Buch über Moses Herzog aus dem Beresheet mitgebracht, aber er konnte nicht mehr als ungefähr zwei Seiten pro Tag lesen. Dreimal in der Woche hatte er einen Untersuchungstermin bei Jonathan.

Er beriet sich außerdem mit einem Immobilienmakler in Weesp über den Verkauf seines Hauses. Der Makler hatte es sich angesehen und war der Meinung, dass es nicht leicht sei, Käufer dafür zu finden. Es sei zu groß und zu kalt.

»Lassen Sie Apartments für Studierende einbauen«, riet er. »Es wird etwas mühsam werden, der Bebauungsplan müsste geändert werden, aber versuchen Sie es.«

Auf Jaaps Bitte hin schraubte der Makler das Röhrchen ab, das am Türrahmen eines der Schlafzimmer befestigt war. Zusammen mit dem Widderhorn, das im Mädchenzimmer lag, schickte er es nach Tel Aviv. Als Jaap die Mesusa in einem FedEx-Karton erhielt, befestigte er sie am Türrahmen seiner Wohnung und probierte dann den Schofar aus, aber er hatte nicht genug Kraft, es kam kein Ton heraus.

Er schrieb dem Makler: »Lassen Sie's gut sein, ich behalte das Haus.«

10

Jeden Tag arbeitete er ein paar Stunden am Laptop, mit Fingern, die eigentlich dafür gemacht waren, mit Rhoton-Besteck zu hantieren, aber inzwischen zu nichts anderem mehr taugten, als auf einer Tastatur zu schreiben. Er tippte die Geschichte über seine Abenteuer mit dem Hund, was die Finger gerade so schafften. Würden sie jemals wieder die Haut einer Frau berühren?

Er traute sich nicht, Barbara zu schreiben, und sie meldete sich auch nicht. Von wegen Al Pacino. Jaap sah nicht mehr im Entferntesten wie ein selbstbewusster Mann aus, auf den man bauen konnte. Das musste sich ändern, das wusste er. Nachmittags trainierte er vierzig Minuten an den Maschinen, joggte, zog und drückte. Dann schlief er zwei Stunden lang.

Auf dem Rothschild-Boulevard, auf der Bank gegenüber der Ecke Rehov Engel, sah er jeden Tag ab fünf Uhr den Männern zu, die dort Boccia spielte. Manchmal wurden sie von ihren Frauen angefeuert, die Taschen mit Essen mitbrachten, Baguette, Käse und Wein. Die Männer, alte französische Juden, sprachen ihn an, ihren regelmäßigen Zuschauer, und sein Französisch reichte aus, um eine Unterhaltung mit ihnen zu führen. Allmählich lebte er sich ein.

Jeden Abend nach Sonnenuntergang stellte er einen Stuhl im Garten auf und ließ die Zeit verstreichen. Wenn er seine Nachtwache beendet hatte, klapperte er die Grundstücke an der Rehov Engel ab und klopfte bei jedem Garten mit dem Stock gegen die Mülltonnen. Was die Bewohner davon hielten, interessierte ihn nicht. Er hatte akzeptiert, dass dies sein Leben war.

Wenn er den Rothschild-Boulevard entlangschlurfte, war er regelmäßig überwältigt von der Schönheit dessen, was er dort sah. Ein Hund war rührender als der andere, eine Frau schöner als die andere, ein Mann stärker als … Er ging an Geschäften entlang und war begeistert von dem, was in den Schaufenstern präsentiert wurde. Reifes Obst in allen Farben. Aus den Bäckereien duftete es nach frischem Brot – es gab kaum etwas auf der Welt, das so köstlich roch.

11

Es war an einem Nachmittag im September, kurz vor Jom Kippur. Jaap war einkaufen gewesen, denn bald würden alle Läden schließen. Alle würden in die Synagogen strömen und vierundzwanzig Stunden lang fasten. Bei Einbruch der Dunkelheit lauschten sie den Tönen des Widderhorns, des Schofars, das in jeder Synagoge geblasen wurde, während Jaap in der Rehov Engel Wache hielt.

Über den Rothschild-Boulevard fuhren keine Autos mehr. Jaap sah Kinder auf Fahrrädern, die ausgelassen die Straßen in Besitz nahmen, und weiß gekleidete Menschen, die zur Synagoge schritten, manchmal ganze Familien auf einmal, und natürlich die Hundespaziergänger, denn Hunden war Jom Kippur egal.

Da saß Professor Jaap Hollander im Spätnachmittagslicht vor der Tür, Leas Schofar auf dem Schoß. Unter dem Heisenberg-Hut waren seine Augen kaum zu sehen, aber sie strahlten voller Glück – hier sitzen zu dürfen und gleich das Schofar zu hören, was für eine Gnade, dachte er.

Und als er vermutete, dass in den Synagogen in jeder Ecke der Stadt die Zeit des Schofars gekommen war, stand er auf und setzte das Horn an den Mund.

Ein uralter, tiefer, animalischer Ton erklang, und er wusste: Dies war ein Ton aus der Zeit, als Hunde noch als Führer dienten und der Tod ein Tor in eine andere Welt war.

Er setzte das Horn noch einmal an, und wieder erklang dieser Ton, ein Schrei.

Er setzte sich hin und legte den Schofar auf den ausgedörrten Boden.

Er schloss die Augen und ließ den Urton nachklingen, und er hoffte, dass Lea ihn gehört hatte, Papa mit dem Schofar, und dann spürte er die Zunge eines Hundes, der wie zur Begrüßung seine ineinander verschränkten Finger leckte. Jaap erschrak nicht darüber. Es war die normalste Sache der Welt. Während die Hörner in den Himmel riefen, hielt Jaap seine Augen geschlossen. Es hatte lange gedauert, bis ihm das klar wurde, aber jetzt war er sich sicher: Alles ist heilig.

Jaap sprach mit dem Hund, aber das Tier antwortete nicht, obwohl es ihn ansah und die Ohren spitzte, wenn Jaap etwas sagte. Es war der Wüstenhund, daran hatte Jaap keinen Zweifel. Der Hund folgte Jaap in den Aufzug zur Wohnung, wartete geduldig auf Futter und schlief auf einer Matte im Wohnzimmer. Jaap kaufte ein Halsband und eine Leine, und gemeinsam gingen sie den Rothschild-Boulevard entlang und zu Hundeausläufen, wo der Hund – Jaap nannte ihn Avi – unangeleint mit anderen Hunden Schnüffelgespräche führte und manchmal mit einem Spielkameraden wild durch den Staub wirbelte. Jaap kam mit anderen Hundespaziergängern ins Gespräch, teilte ihre Zuneigung und Hingabe zu den Vierbeinern und war jetzt mehr als nur ein kränkelnder Glatzkopf. Er war ein Hundemensch. Er musste sich um Avi kümmern, ein atmendes, aufmerksames Wesen, das ihm jeden Tag einen Rhythmus vorgab, vom ersten Fressnapf bis zum späten Spaziergang mit der Kacktüte in der Hand. Jaap begann, sich dafür zu interessieren, was Avi roch und ob er daraus lernen konnte.

Drei Tage nachdem er Avi mit dem Schofar gerufen hatte – er glaubte, dass er den Hund gerufen hatte, auch wenn er keine Ahnung hatte, wie das funktionierte –, saßen sie im Tachtit. Avi lag neben seinen Füßen unter dem Tisch, und ab und zu kraulte ihm Jaap am Kopf, als ob er das schon seit Jahren so machte. Er ließ eine Brotkruste oder ein Stück Huhn fallen, und Avi schnappte sich die Leckerbissen mit einer schnellen Kopfbewegung aus der Luft. Wenn Jaap ein paar Minuten lang nichts fallen ließ, stupste ihn Avi mit der Schnauze am Bein. An dem kleinen Tisch neben ihnen saßen zwei deutsche Hippie-Jungs, deren Gespräch Jaap verfolgte. Sie sprachen über ein Musikfestival in der Wüste, über Freiheit, über Sonnenuntergang und Sonnenaufgang, über den süßen Rausch, den sie erleben würden. So war er als junger Mann nie gewesen. Aber vielleicht konnte er ja noch an diesem Leben schnuppern. Bevor er aufbrach, fragte er die Jungs nach dem Namen des Festivals und wo es stattfand, und zu Hause googelte er die Einzelheiten. Es war ein sogenannter Rave mit elektronischer Musik zum Tanzen, eine Musikrichtung, die er nicht kannte. Der Veranstaltungsort lag südöstlich von Aschkelon und östlich von Gaza in der Nähe des Kibbuz Re'im. Jaap hatte vorgehabt, in Aschkelon die Hundegräber zu besuchen und dann weiter nach Mitzpe Ramon zu fahren; das zweitägige Musikfestival lag auf der Route und wäre ein schöner Zwischenstopp.

Das Festival begann am Freitag, dem 6. Oktober, dem letzten Tag des Laubhüttenfestes, das eine Art Herbstfest war, und würde nach Sonnenuntergang in das Abschlussfest übergehen, ein Tag, an dem für Regen gebetet wird. Es fällt alles zusammen, dachte Jaap. Ab Samstagabend, dem 7. Oktober, war Simchat Tora, das Fest des jährlichen Lesezyklus der fünf Bücher Mose. Bei diesem Fest tanzen die Gläubigen mit Thora-Rollen. Erde und Himmel treffen aufeinander, dachte Jaap. Er hatte vor, diesen Tag gemeinsam mit Avi im Krater zu verbringen und zu tanzen, er, der alte Prof, der keine Ahnung hatte, was Tanzen war. Früher, ja, als er noch Al Pacino war. Er hatte das Gefühl, dass ihm vergeben wurde, so vage und abstrakt das auch klingen mochte, und er packte einen Koffer und vergaß Avis Futternapf nicht.

Am frühen Morgen des sechsten Oktober fuhr er zusammen mit Avi in einem suv, der groß genug war, um darin zu schlafen, zu den Gräbern in Aschkelon. So würde er noch vor Beginn des Sabbats bei den Zelten des Wüstenfestivals ankommen. Sie kauften Proviant. Avi saß neben ihm.

Danksagung

Ich hätte diese Geschichte nicht schreiben können ohne die Hilfe von Prof. Dr. Martijn Malessy, einem echten Neurochirurgen, und zwar einem der besten, der ein paar kleine Schubladen seines riesigen Wissensschranks für mich geöffnet hat, damit ich darin stöbern konnte. Schon 2014 habe ich ihn mit den ersten Fragen über Jaap Hollander gelöchert, und Martijn hat mich seitdem unterstützt.

Natürlich hatte Jessica wie immer das perfekte Gespür für Timing und schickte mich genau zur rechten Zeit nach Tel Aviv. Dort schrieb ich diese Geschichte nach jahrelanger Vorbereitung in einer intensiven Phase von zwei Monaten. Ich konnte bis Mitte Oktober an dem Text arbeiten.

In Tel Aviv bin ich in Jaaps Fußstapfen getreten. Die Liebe, die ich für die Stadt empfinde, spiegelt sich hoffentlich in diesem Buch wider.

Die Redaktion von Hollands Diep hat sich liebevoll um mich gekümmert und es mir ermöglicht, mit diesem Buch das fünfzigjährige Jubiläum meiner Schriftstellerkarriere zu feiern.

Leon de Winter

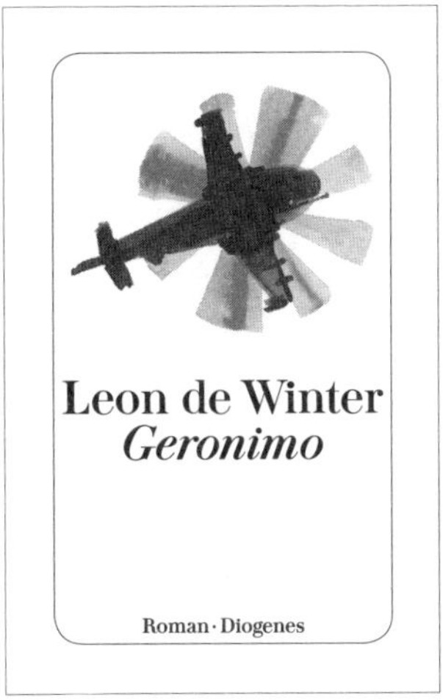

Roman
Aus dem Niederländischen von Hanni Ehlers
448 Seiten
Auch erhältlich als eBook

»Geronimo« lautete das Codewort, das die Männer vom Seals Team 6 durchgeben sollten, wenn sie Osama bin Laden gefunden hatten. Doch ist die spektakuläre Jagd nach dem meistgesuchten Mann der Welt wirklich so verlaufen, wie man uns glauben macht? Ein atemberaubender Roman über geniale Heldentaten und tragisches Scheitern, über die Vollkommenheit der Musik und die Unvollkommenheit der Welt, über Liebe und Verlust.